給肩痛者的
全方位修復指南

3 階段 × 100 個居家訓練

終結肩膀卡卡不順、五十肩、肌腱炎，恢復肩部活動力

HEALTHY SHOULDER HANDBOOK

卡爾‧克諾夫（Karl Knopf）──著　賴孟怡──譯

好評推薦

　　我是一名專業的舉重訓練師，自小訓練，在運動生涯中總是跌跌撞撞，受傷忍痛當作吃補，在資訊不發達的年代，傷痛除了找醫師，並沒有太多的資訊可以幫助自己強化復健。

　　在傳統訓練裡，運動員們其實都有著大大小小的傷痛，舉重運動員時常有腰痛、膝痛、肩痛、腕關節疼痛問題，尤其肩痛更是常態。

　　然而這些傷痛多數都是來自於肩帶活動度的不足、沾黏、訓練負載過大、長期的重複性動作、沒有適當伸展放鬆、訓練模式，進而造成了五十肩、肩夾擠、重複性勞損等。

　　由於本身是健身及舉重教練，對於解剖學略懂，有參閱過卡爾·克諾夫（KARL KNOPF）所撰寫的《50 歲開始做伸展》（Stretching for 50+），以及這次出版的《給肩痛者的全方面修復指南》（Healthy Shoulder Handbook），給我很多啟發，不同於專項醫學書籍的艱澀難懂，因此特別推薦。

　　本書是一本專業參考書籍，內容強調預防與修復。常見病因、症狀、復健方式，對於二次勞損傷害更提供方法與加強防禦，讓你能即時判斷傷害。不管新手或老手在運動過程中受傷在所難免，何時需要就醫、何時可以自癒，本書也都提供淺顯易懂的指引。

——烈哥的舉重教室　邱一烈

　　這是一本教您能從肩痛自癒的好書。肩膀問題是疼痛中，複雜度較高、較難治癒的疾病，門診不少患者反覆發作，嚴重影響睡眠跟生活，而至今肩痛仍是難解之謎。近年醫療進步，我們醫生藉超音波注射或增生療法，加上正確的運動，幫助病人復健期縮短。本書堪稱最完整的肩膀疼痛照護全書！詳盡解釋各種肩膀疾病及運動方法，不只能加速肩痛復元，亦能助人更健康。聖經上，神說：「我卸下了你肩上的重擔，使你的雙手不再做苦工。」我願上帝祝福每個因肩痛所苦的人，都能痊癒。

——嗡好復健科診所院長、前台北醫學大學附設醫院復專科醫師

李薇醫師

　　此書針對肩部疼痛相關疾病的發生原因進行了深入淺出的解說，並依照不同的情況給予適當的復健訓練方式，對於有肩膀疼痛問題的人來說，是一本非常實用的書籍。

——超越復健診所副院長　**涂俐雯醫師**

　　本書將肩膀從疾病到復建，復健到健康，健康到保養，保養到鍛鍊的過程，需要注意的事項幾乎都蒐羅在內，真的是名符其實的肩膀全方位修復指南。

——啾 c 物理治療師　**陳姿逸**

本書內容豐富，結合運動傷害與慢性勞損的肩關節常見病症，從疼痛症狀，到病因、病理機制的詳解，也指引讀者或肩痛者就醫時的治療方式，以及日後自我復健的運動處方等等，是一本難得的好書！

——中醫骨傷科聖手　盧文瑞醫師

書中豐富詳盡的肩關節運動，不只有肌耐力的訓練，也包含了伸展，是很實用的工具書，讓你在家就能強化上半身，各位一起動起來吧！

——乾針名醫·《醫學瑜伽 解痛聖經》暢銷作家　謝明儒 Dr. Victor

物理治療除了找出受傷的原因以外，最大的責任在於衛教病患，教導如何預防二次傷害。《給肩痛者的全方位修復指南》這本書收錄了超過 100 種運動，圖文並茂，詳述各運動的執行方式。特別受用之處在於，作者分別列出不同運動，適用在不同族群，讀者能一目了然，產生共鳴，找到合適的運動。肩關節是人體活動度最大的關節，正因為活動度很大，也是容易受傷的關節之一。預防勝於治療，防範未然，趕快把運動學起來，找回肩膀的健康。

——瞻恒物理治療創辦人　James 物理治療師

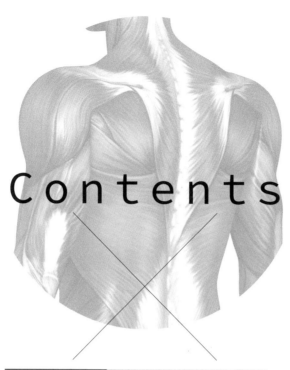

Contents

PART 1 肩部入門指南

PART 2　預防與修復訓練方案

PART 3　肩部訓練運動

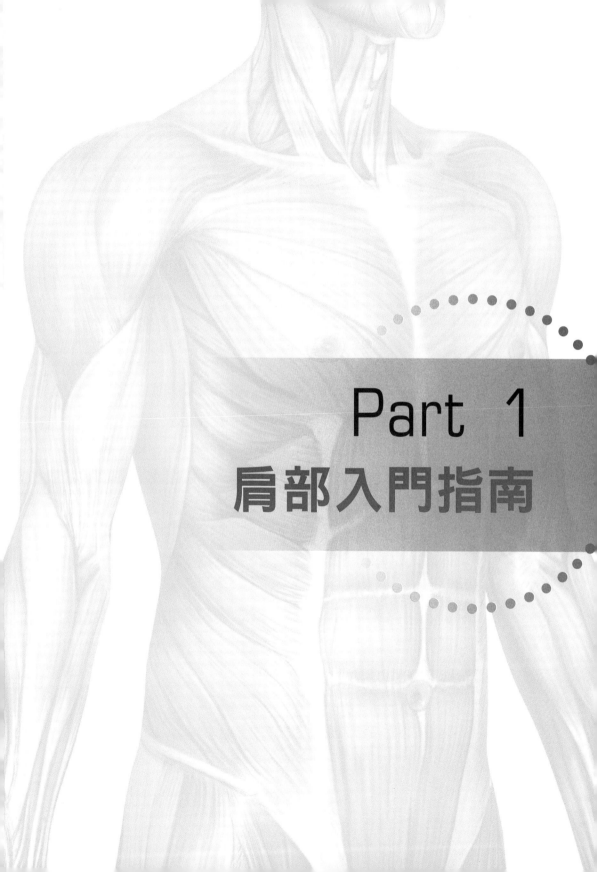

Part 1
肩部入門指南

前言
INTRODUCTION

　　肩頸僵硬或是疼痛等問題很常發生，幾乎人人或多或少都會有肩部損傷的狀況。人們以為只有那些高身價的棒球投手或是有資格參加奧運的游泳選手才會有肩傷的問題，跟自己毫無關係。然而，在美國每年約有一千四百萬人因為肩膀問題而就醫。很多人都是忍到無法承受疼痛才願意去看醫生，以為痛感會自動消失，卻因此小痛拖到變大傷。問題隨著時間慢慢顯現出來，很多人會忍到疼痛影響日常活動，或是疼到受不了才願意正視它。

　　導致肩部功能出現問題的因素很多，跌倒是其中之一，像是在橄欖球運動中跌傷或是走路散步時踩空。過度使用也是造成肩傷的原因，例如每天進行高爾夫球揮杆或是需要使用手動輪椅等狀況。肩傷會為日常生活帶來許多困擾，想要週末做個運動，或是打電腦、粉刷牆壁等，都會帶來諸多不便。

　　若你有下列症狀，可能已經患有肩部問題：

* 在桌上移動滑鼠時感到困難。
* 手抬高把物品放到架上時會有疼痛感。

- 和狗玩扔球遊戲或者是打網球用力發球時，聽到肩膀發出「啪」的聲音。
- 伸手拿後側口袋錢包，或是伸到背後拉拉鍊時會感到不適。

　　因為肩部問題就醫的人，大多是肩部軟組織受到損傷。本書的目的是讓你了解肩部可能會發生的問題，並且提供讀者預防肩傷與修復項目。這本書不能替代正規醫療，它的目標是讓大家學習如何聰明訓練，而不過度操練。學習傾聽自己的身體，與它合作，這是我們能給自己的最佳禮物。覺察肩部的小問題，透過正確的鍛鍊、主動性的適度休息，能讓你我在人生旅途中過得更加舒適。

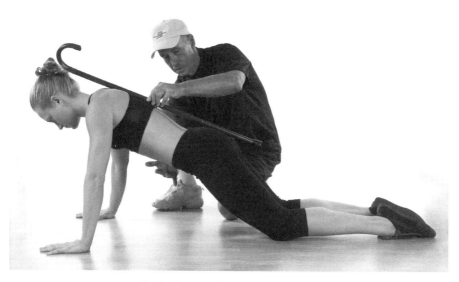

↻ 作者卡爾正在進行動作指導。

容易有肩部問題的人

WHO GETS SHOULDER PROBLEMS?

　　肩關節構造複雜，引起肩痛的原因有很多，頸部或是身體的其他部位都可能讓肩膀產生不同程度的問題。有些人是因為疼痛，有些人是因為肩關節活動受限而就醫。

　　有研究學者比較下列兩種評估肩傷罹患比例的方法：在三百一十二人之中，他們發現若是依疼痛和活動受限範圍來判斷的話，肩傷罹患率的人數比例約在百分之三十一到百分之四十八。若是單只以疼痛指數來判斷，那麼約是百分之二十一的罹患率。若是以肩膀活動範圍來評估，那麼人們願意就醫的比例就會大幅增加。因此我們可以說，人們就醫的主要原因為活動受限，而不是疼痛的發生。

　　有越來越多的研究指出，身體若是有某部位無法正常運作，以生物力學的角度來看，就會影響到其他地方。譬如說有一個地方的力氣不足，就可能造成身體的其他部位過度代償。

　　像是打電腦時坐姿不良，會引起肩膀痠痛。打字姿勢不對，也

可能發生肩頸緊繃的問題。事實上，肩頸部位的疾病是上半身中最常出現的問題，女性的上肢肌肉骨骼的疾病罹患率比男性高。

關於肩部疼痛的問題，《復康管理》（*Rehab Management*）在二〇〇七年四月刊登的一篇文章中寫道：

- 女性比男性更常發生肩部疼痛的症狀。
- 雙手需要經常重複舉過肩的人，更容易出現肩部疼痛，例如自由式、仰式、打網球、擦窗戶、貼壁紙等運動與工作。

根據研究指出，還有另一項重要因素會決定人們在工作中是否產生肩部問題，也就是重複使用什麼樣的工具。像是會造成震動的工具，也就是重複、持續撞擊和振動便極有可能產生嚴重的肩部損傷。再加上之前所說的頻繁將手舉高過頭的動作，女性在兩者狀況相乘之下，幾乎可以預測肩部問題的發生。

研究也表明，即使女性和男性在同一家公司，從事相同類型的工作，女性有肩部問題的機率也比男性高。並且會隨著年齡的增長，逐漸提高，在五十歲左右到達高峰。

我們已經針對性別差異提出幾項解釋，在一般情況下，女性因為上肢力量不如男性，肌肉力量較弱加上體重較低的關係，同樣一個三公斤重的物體，對女性就會帶來更大影響。《歐洲改善生活與工作條件基金會》（The European Foundation for the Improvement of Living and Working Conditions）提出：女性比男性更易於進行重複性工作，並且在工作中，更能持久維持同一個姿勢。除了工作

之外，女性還經常得要有額外的體力付出，像是做家務或是照顧孩子等。

　　目前，我們發現孩子也同樣面臨肩頸疼痛問題。造成的因素不離姿勢錯誤、玩電腦時坐姿不良、書包負荷過重，或是運動教練的要求超過孩子的生理極限。

　　本書除了提供肩部解剖學的概述，並且會在常見病因、傷害預防與修復訓練上多做陳訴解說，人人都可以在醫生的督導下，使用本書來改善受傷肩部的功能，或是解決肩膀的早期問題。

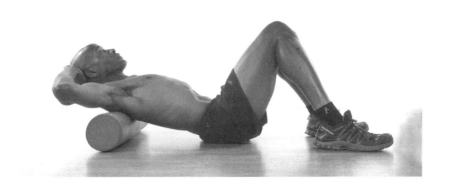

肩關節解剖學

SHOULDER ANATOMY

　　肩膀更準確的叫法是「肩帶」（shoulder girdle），是一塊很需要我們給予關注的複雜關節。有了肩關節，我們可以輕鬆上下拋球拋雞蛋，可以抱著孩子搖哄入睡，厲害的還能投出時速一百四十公里的快速球，或是以一百六十公里的速度發網球。不得不說肩關節是一項人體工程奇蹟，靈活性高、功能強，能完成的事極多。

　　然而，靈活的同時也帶來容易過度使用與損傷的問題，肩膀無異是最複雜、最難復原的關節。

　　為了理解與加速修復過程，我們需要對肩關節和其生理知識有基本概念。透過對自身狀況的了解，你可以更加清楚治療與修復的步驟。

　　肩關節是球窩關節，球狀關節頭大而圓滑，圓窩狀凹槽小而淺平，它的基礎結構就像是在一個橫放的高爾夫球釘旁放一個網球，加上一系列的韌帶和肌腱來加以固定。韌帶連接不同的骨頭，肌腱則是讓肌肉與骨頭結合。只是這樣的結構並不穩定、支撐力也不足。在人體中，關節靈活的同時也意味著穩定性較低。雖然髖關節

也是球窩關節，但因為是深關節窩，這樣的結構給予關節足夠的支撐與包覆，而相對的就是靈活度較低。肩關節的穩定來自韌帶和肌腱，但這兩者會因為錯誤使用與長期過度使用而變得鬆弛。

骨骼與關節

肩帶是由四塊骨頭所組成，即為人們熟知的是鎖骨、肩胛骨、胸骨和肱骨。肱骨是上臂骨。另外還有肩胛骨一部分的肩峰，肩峰位於旋轉肌袖（Rotator Cuff）、肌腱與滑囊上方，形成一塊扁平狀隆起。

關節是骨與骨連結的地方，由韌帶、肌腱、滑囊等軟組織所包覆。肩部有數個關節，大部分的運動發生在肩盂肱關節，其他關節更多是提供支撐的作用。

四塊旋轉肌袖肌肉（詳見下文「肌肉」內容）都起於肩胛骨，其肌腱都止於肱骨上端，共同形成關節囊。包覆關節的囊叫作滑囊，或滑液囊。充滿液體的滑囊通常位於骨與肌腱的中間，有助於降低關節在運動時產生的摩擦，能起潤滑作用。軟骨是關節與關節之間的軟墊，提供關節緩衝作用。

肩鎖關節：由肩峰和鎖骨構成，想要聳肩時便需要這個關節的作動。

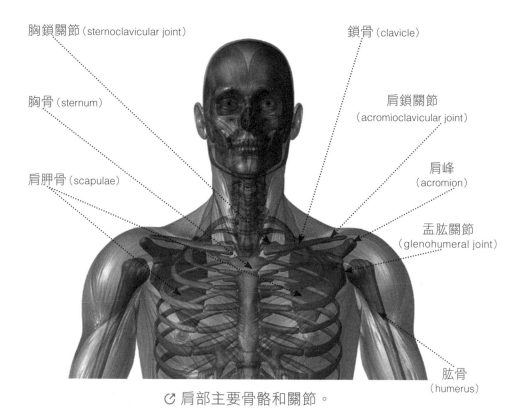

胸鎖關節（sternoclavicular joint）

胸骨（sternum）

肩胛骨（scapulae）

鎖骨（clavicle）

肩鎖關節
（acromioclavicular joint）

肩峰
（acromion）

盂肱關節
（glenohumeral joint）

肱骨
（humerus）

↻ 肩部主要骨骼和關節。

　　盂肱關節：由上臂骨和肩胛骨外側區域構成的關節，負責肩部大多數的活動，肩關節脫位大都是發生在這個部位。

　　胸鎖關節：由胸骨與鎖骨所構成，聳肩時也需要這個關節的作動，同時它還具有穩定肩帶的功能。

　　肩胛胸壁關節：實質上不是一個真正的關節，而是提供肌肉附著點。

肌肉

　　在開始介紹肩膀肌肉之前，我們先說明肌肉的兩個主要作用，分別是：收縮與放鬆。主動肌負責收縮，而拮抗肌則是產生反向的放鬆動作。另外，穩定肌用來固定或是支撐骨骼，這樣肌肉才能穩定進行收縮運動。

　　除了外傷與長期重複性的錯誤使用，當肩膀出現問題時，不管是因為工作或是休閒活動所引起的，肌肉失衡都是主要因素。若是有單邊肌肉過於緊繃，就可能破壞肩部微妙又複雜的平衡空間，並可能進一步對身體造成損傷。

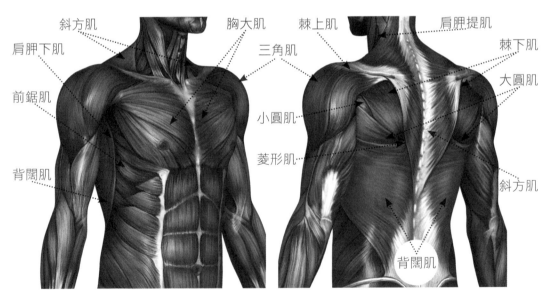

⟳ 影響肩部的主要肌肉。

下列即為肩膀的主要肌肉：

棘上肌：負責讓手臂外展，即是讓手臂遠離身體方向的動作。

棘下肌：負責讓手臂外旋。

小圓肌：作用於手臂外旋。

大圓肌：使手臂內收，亦即讓手臂朝身體的方向靠近。

肩胛下肌：使手臂內旋。

背闊肌：使手臂伸展與內收。

斜方肌：讓肩胛骨上提和下放。

胸大肌與胸小肌：使手臂內收、肩胛骨下放。

喙肱肌：使手臂屈曲和內收。

三角肌：使手臂外展與伸長。

肩胛提肌：使頸部彎向側邊。

大菱形肌與小菱形肌：穩定肩胛骨。

前鋸肌：穩定肩胛骨。

肩部常見問題
COMMON SHOULDER CONDITIONS

　　關節發生問題，大致上不離濫用、錯用與過度使用，或是長期不動。另外，像是摔跤撞傷、連續幾個小時粉刷天花板等會影響「動力學鏈」（Kinetic Chain）的事情，都可能讓肩膀感到不適。

　　年齡也是影響肩部健康的一大因素，隨著年紀的增長，肩帶周圍的軟組織會產生結構上的變化。這些結構性變化可能會削減韌帶、肌腱和肌肉的支撐力量。

　　肩部領域的專家提出，在五十歲左右，多數人的肩膀內部結構都會發生改變。簡單的肌腱炎可能惡化成肌肉撕裂，也就是說若是肌腱炎沒有得到適當的治療，接著就可能發生嚴重的損傷，因此早期治療和預防是維持肩部健康的關鍵（預防損傷的內容可參依第48頁）。

　　本章提供的是常見肩部問題的病因、症狀與治療的概述。請勿以此書取代醫生的診斷，當然如果你是這領域的專家，那就另當別論。除此之外，請患者還是需要就診，先讓醫生詢問你的健康史，進行身體檢查，以獲得更為準切對症的診斷。

「主動肩量表」是用來評估肩部肌肉的主動活動範圍，這項評估很重要，通常會用在患有旋轉肌袖、肩關節不穩定和關節炎的患者身上。會評估就診病人在做下列動作時是否有難度，例如穿外套、側睡、手伸到背後、梳頭髮、手舉高拿取東西、抬手過頭投球、或是進行日常工作與運動等。

肩夾擠症候群

肩夾擠症候群（Shoulder Impingement）在運動量很大的族群中，是一項常見的慢性問題，這是因為活動過多，在肩部施加重複的壓力，而產生發炎的問題。

症狀

- 舉臂時會有被捏的痛感。
- 側躺時會感到疼痛。
- 手臂轉動時感到疼痛。

常見病因

長期進行重複性的運動，高頻率做手舉過頭的動作，就可能產生肩夾擠症候群。

- 網球。

- 游泳。
- 投擲性運動，如棒球和壘球。
- 頻繁進行手臂舉過頭的工作，如倉儲或是房屋維修等工作。
- 整晚側睡於同一邊。
- 受傷，如摔倒時傷到肩膀。

診斷

- 活動範圍測試。
- 針對肌肉失衡與肌力做簡單的評估測試。借由讓肩部無受傷（健側）的一邊進行手動阻力，與受傷的一邊（患側）來做比較，透過兩邊的差異便能評估受傷的程度。
- 照 X 光或是核磁共振。

治療

　　醫生可能會提供多項治療的選擇，例如充分休息，學習以更正確的人體力學來使用肩膀，像是物理治療、正確鍛鍊、注射和手術。醫生或是物理治療師也可能會推薦下列方法：

- 提供熱療或冷療的方法。
- 服用藥物或是貼藥布。
- 電療、超音波等治療。
- 在關節處注射類固醇。

重複性勞損傷害

重複性勞損傷害（Repetitive Motion Injuries），又名累積性創傷疾病（Cumulative Trauma Disorder），重複使用單邊手臂，會對肌腱、韌帶、滑膜囊和軟骨造成負面影響。

症狀

- 側躺時，肩膀、手部或是手臂疼痛。
- 手臂或手指痠麻。
- 手、手臂或手指有刺痛感。
- 肩部和手臂出現慢性疼痛。

常見病因

- 重複性進行手舉過頭的動作。
- 手部重複性進行用力的動作。

診斷

醫療人員大多會進行一系列加阻或不加阻的運動來評估患者的具體情況。對患者來說，最重要的就是在做檢查時，要具體指出哪個動作會造成不適，不適的程度為何，哪個動作最不舒服等。醫生還會詢問患者疼痛是否為突發性，或者哪個動作會加重痛感。

治療

　　醫生可能會依照患者病痛的嚴重程度來決定治療方式，大致上不離服用藥物、夾板、物理治療、注射或是手術等。

肩關節不穩（脫位／半脫位）

　　因為肩窩關節的淺結構，因此容易發生脫臼。外力拉扯是造成肩關節脫臼的最主要原因，或是過度轉動也會讓肱骨頭脫位。肱骨頭也可能發生半脫位的情況，這有點像是肱骨頭滑出肩窩，在沒有徹底脫離的狀態下又回到原來的位置。完全脫位對身體的傷害更大，若是曾經發生過脫位的情形，那麼日後就有可能反覆發生。

症狀

　　手臂脫離肩關節之後，就無法移動，也會產生相當程度的疼痛。常見脫位原因如下：

- 跌倒。
- 與物品或是他人發生碰撞。
- 錯誤的舉重姿勢。
- 超出肩關節的安全活動範圍。

診斷

醫生會檢查關節是否脫位，也會確認你是否能夠移動手臂。

治療

若是感覺肩關節有脫臼的可能性，務必立即就醫，尋求專業醫生整復，並且依照醫生的指示進行鍛鍊，以提高關節的穩定性。

關節炎

肩關節炎是一種身體退化的現象，常見於骨頭末端的軟骨發生耗損。也可能是疾病、外傷或是感染所造成。肩鎖關節發生關節炎的時間經常早於肩盂肱骨關節，因為肩鎖關節退化耗損的速度較快。

症狀

肩膀發生輕度到中度疼痛就會影響到它的活動範圍。發生的常見因素如下：

- 耗損與撕裂傷。
- 類風濕性關節炎。
- 外傷。
- 肌肉失衡。
- 以不正確的人體力學進行鍛鍊，例如臥推或者是引體向上。
- 過度訓練。

診斷

　　醫生會詢問患者的病史，並且進行一系列的簡單動作測試，為身體評估。

治療

- 休息。
- 非類固醇消炎止痛藥。
- 藥物注射。
- 物理治療。

旋轉肌袖損傷

　　部分專家提出手臂在移動時，需要多達二十六塊肌肉一同參與，才能完成運動、減速和穩定的功能。有些健身者往往只著重在淺層的大肌肉，而忽略了為關節提供支撐和穩定的深層肌肉，這些肌肉至關重要。旋轉肌袖亦稱為肩袖，是由棘上肌、棘下肌、小圓肌和肩胛下肌等四塊肌肉所組成，這些肌肉使用一束相同的肌腱。旋轉肌袖負責內轉與外展，投球或發球是最常見的動作。

　　在過去，人們認為旋轉肌袖受傷是因為突然或是嚴重的外傷所產生的結果，而現在人們也認知到錯誤或是過度使用，隨著時間的拉長，也可能導致身體產生退化性的變化或是損傷。

症狀

- 做手舉過頭的動作而產生疼痛，如拿高架上的物品、梳頭髮、拋球等。
- 手抓後背中央而產生疼痛。
- 側睡導致肩膀疼痛。

常見病因

　　重複使用與外傷是旋轉肌袖損傷的最常見因素。年齡在四十五到六十五歲之間容易發生旋轉肌袖撕裂的問題。人們最熟悉的受傷方式包括舉重動作不正確、脖子後方的背闊肌拉傷、臥推時動作錯誤或是常做拋投運動。下列各點也是造成旋轉肌袖受傷的主因：

- **勞損性肌腱炎**：過度使用肌腱而引起發炎和磨損的問題。
- **撞擊性肌腱炎**：肩峰會產生夾擠，旋轉肌袖受到刺激，滑囊也會因為重複手舉過頭的動作而腫脹。
- **鈣化性肌腱炎**：發炎會誘使鈣質沉積於旋轉肌袖中。
- **嚴重性肌腱炎**：撕裂會引起局部或全面性的旋轉肌袖撕裂。

診斷

　　在診斷的過程中，醫生會詢問患者的病史，確認肩部疼痛發生的時間與原因。也可能進行身體檢測來尋找症狀，看看關節有沒有發出喀喀或是磨動的聲響。醫生大都會讓就診者做「空罐測試」（soda can test），這是讓就診的病人移動手臂將罐子裡的水倒出

來，醫生同時會施加些微組力來判斷損傷的程度。

若是無法經由以上體檢方法確診，那便得要進行核磁共振、X光或是關節腔攝影檢查。關節腔攝影是將顯影劑打入肩關節，透過攝影後藉此了解關節腔的內部狀況。

治療

一般來說，大部分的醫生會傾向保守治療，例如：囑咐患者多休息、做熱敷、冷敷和服用藥物。若是效果不彰，則會進行物理治療，透過矯正訓練，配合超音波治療的方式，或是音波和電波治療。有些醫生會注射皮質醇來降低發炎。如果這些都無法緩解，那麼就可能將手術納入考慮。

旋轉肌袖的訓練運動

- 手臂擺動：見 89、91 頁。
- 肩胛擠壓：見 153 頁。
- 彈力帶外旋：見 173 頁。
- 手指轉圈：見 108 頁。
- 啞鈴肩後展：見 185 頁。
- 牆上伏地挺身：見 145 頁。
- 等長後抬舉：見 148 頁。
- 擴胸伸展：見 138 頁。
- 杯子倒水式：見 152 頁。
- 俯臥飛鳥：見 187 頁。

五十肩

　　五十肩正式的學名為「沾黏性肩關節囊炎」。肩膀可以往許多方向自由轉動，然而疼痛會限制動作，患者就會因為疼痛而減少活動的範圍。反而加深沾黏的問題，肩膀最後就是有如五十肩的英文名稱「冰凍肩」（Frozen Shoulder）般，被凍結住而困難動作。

　　沾黏的加重，使得患者更難行動，疼痛也會加劇，五十肩的程度便有如滾雪球，因為疼痛而不去活動肩膀，而不活動肩膀又更加重沾黏，開啟了惡性的循環。女生比男性更易出現五十肩，老年人比年輕人更常罹患五十肩，這大都是因為發生損傷或是想要保護肩部而發生的結果。

症狀

- 只要一動就感到疼痛。
- 活動範圍縮小。

常見病因

　　發生肩痛時，人們通常會減少使用這個部分以保護肩膀。然而，不動反而加劇發炎和沾黏的程度，讓肩關節囊沾黏在肱骨頭的位置。

診斷

　　就診時，醫生會詢問病史，並進行身體檢查。

治療

　　五十肩的治療，目標會放在擴大活動範圍，並且降低疼痛指數。醫師可能會進行積極性的關節鬆動術、伸展和電療。下面列舉出五十肩的治療方法：

- 肩部伸展。
- 服用消炎藥。
- 溫和熱療。
- 冰敷。
- 物理治療或是徒手療法。
- 注射皮質醇。
- 手術。

肌腱炎和滑囊炎

　　肌腱炎和滑囊炎有密切的關聯，可能單獨出現，也會有同時出現的情況。肌腱炎是肌腱發炎，紅、腫、痛是其發炎症狀。肩膀的肌腱炎，旋轉肌袖和（或）二頭肌腱會發炎，通常是受到附近組織夾擠所引起的。損傷的程度可能從輕微的發炎，到嚴重影響整個旋轉肌袖。當旋轉肌袖開始發炎並且增厚，就可能被困在肩峰下面。肌腱炎通常會伴隨滑囊炎的發生。滑囊就是保護肩部的軟組織。發炎的滑液囊就稱為滑囊炎。

症狀

這兩種發炎症狀如下：

- 症狀出現的過程緩慢，疼痛會發生在肩膀上部或是上手臂三分之一處。

- 很難側睡。

- 手臂抬離身體或是舉過頭時會感到疼痛。肱二頭肌的肌腱位置在肩關節前方，幫助身體彎曲手肘或是轉動上手臂。如果肌腱炎發生在肱二頭肌的肌腱，痛感會出現在肩關節的前面或是側面，還可能向下延伸到手肘和前臂。

- 手臂用力向上舉過頭時會感到疼痛。

常見病因

當旋轉肌袖和滑囊發炎或是紅腫時，很可能是在肱骨頭和肩峰之間受到壓擠。手臂需要做重複動作，或單純因為身體自然的老化，也可能會刺激和磨損到肌腱、肌肉和其周圍的結構。因為疾病而引起的發炎，例如類風濕性關節炎，可能會導致旋轉肌袖發生肌腱炎和滑囊炎。過度使用到肩膀的運動或是需要經常手舉過頭的工作，也是造成這兩種炎症發生的潛在因素。

診斷

醫生在診斷是否罹患肌腱炎和滑囊炎時，會審視患者之前的病史，並且做一些身體檢查。因為 X 光片無法顯示肌腱或是滑囊，

但可以從這個檢查來排除是否有發生骨骼異常或是關節炎的問題。醫生可能會抽取發炎區的液體來確認是否有感染的問題。

治療

　　就醫的患者大多是因為肌腱發炎，這樣的炎症治癒率很高。醫生通常會先以減輕疼痛和發炎症狀為治療的第一步驟。請患者休息、冰敷並給予消炎藥物，如阿斯匹靈、萘普生（naproxen）或是布洛芬（ibuprofen，一般商品名為 Advil, Motrin 和 Nuprin）等消炎止痛藥。另外，也會視情況給予超音波治療，這是一種能達到肌肉深層的熱療法，可以改善血液流動。在自行用藥之前，請先諮詢醫師。也請不要為了繼續運動或是工作而服用止痛藥，這樣可能會傷及關節。

　　建議以輕柔的伸展和力量訓練逐步改善症狀。醫生可能會先讓患者冰敷，再進行熱敷與搭配溫和的主動運動。若是不見效果，便可能注射皮質類固醇藥物到肩峰下方的部位。雖然類固醇注射是常見的治療方式，也必須謹慎使用，因為這個方法可能會導致肌腱斷裂。若是在六到十二個月後，依舊沒有改善，醫生可能會建議進行關節鏡手術或是外科手術，來修復損傷、緩解施加在肌腱和滑囊上的壓力。

胸廓出口症候群

　　胸廓出口症候群（Thoracic Outlet Syndrome,TOS）這項病症較為少見，但卻經常被誤診。比特（R. M. Peet）與其同事在一九五六年發表了一篇醫學文獻，文獻被命名為「胸廓出口症候群」，這便是此一名詞最早出現的時候。胸廓出口症候群的爭議性很大，有些專家認為目前醫界對這項症候群的認知不明，誤診或是沒有被診斷出來的情況也屢見不鮮。

　　「胸廓出口症候群」廣義上來說，是由血管和神經（神經血管束）在胸廓出口處受到壓迫，因而產生的一系列症狀。胸廓出口位於肋骨和鎖骨之間，這個部位有大血管（鎖骨下動脈和靜脈）和臂神經叢。

　　因為部分專家認為此症候群的認知不明，也有誤診的問題，因此很難正確估算患者的人數。在美國，預估有百分之零點三到百分之八的人口患有「胸廓出口症候群」，年齡大都介於二十五到四十歲之間，女性罹患的機率比男性多四倍。

　　如上所述，「胸廓出口症候群」並非是單一疾病，而是胸廓出口處血管和神經受到壓迫時，產生的一系列互有關聯的症候群，當肩、頸和手臂發生疼痛、痠麻與刺痛時，我們可以推斷臂神經叢受到壓迫。手臂和手出現無力、腫脹或是冰冷，則可能是鎖骨下的血管受到擠壓，導致這部位的血流量減少。

　　一般而言，胸廓出口症候群分為以下幾種類型：

　　真神經源性：這類型的神經性胸廓出口症候群是屬於先天性異常造成的罕見疾病（頸肋帶狀症候群）。通常會影響身體的單側，好發於十五到六十歲的女性。症狀包含手部無力、萎縮。手臂肌肉會出現間歇性疼痛、感覺喪失和麻木感（灼燒或刺痛），會牽連到手指或者手臂。這樣的病症經常會和腕管症候群混淆。

　　創傷性：顧名思義，這類型的胸廓出口症候群發生在外傷或是受傷之後。最常見於鎖骨骨折，可能會引起二次神經和血管續發性的損傷。症狀大都和受傷同一邊，最容易發生的症狀有肩頸疼痛，可能會伴隨手臂、手部無力和發麻。

　　爭議性：這是診間最常見的類型，「爭議性」也稱為「非特定」，因為有些專家認為它是一種真正的病症，發生率高，卻也有專家認為這種胸廓出口症候群不是真正的臨床疾病。最主要的症狀有疼痛、發麻以及無力。然而，從大量的臨床檢查中，並未發現任何關於病因的客觀證據，這正是引起爭議的地方。有幾種理論已提出造成「爭議性胸廓出口症候群」的原因是因為臂神經叢受傷、先天性異常或是姿勢不良。

　　真血管性：此一類型涉及鎖骨下動脈或是靜脈的創傷，透過動脈或是靜脈造影，檢查是否有血流量減少的情況，便能確認。症狀包含手部和手指疼痛、發麻與皮膚溫度低冷。手指上也可能出現潰瘍。這種血管性的胸廓出口症候群也是屬於罕見的先天性疾病。

症狀

- 肩頸、手臂感到疼痛、發麻或刺痛。
- 手臂、手部無力、腫脹或是體溫低。
- 肩頸疼痛，痛感可能蔓延至上手臂和前臂。
- 疼痛向下延伸到手臂。
- 前臂、手部和小指頭發麻和無力。
- 涉及枕葉和眼框部位的頭痛。
- 前胸壁疼痛（假性心絞痛）。
- 手臂與手部腫脹。
- 手臂與手部皮膚溫度低。
- 手臂與手部發青。
- 手部消瘦（萎縮），這會出現於嚴重的慢性案例中。

常見病因

- 研究已經證實「胸廓出口症候群」與需要提重物的工作有關，像是經常操作電鑽的工作，如水電和木工，以及需要整天維持固定姿勢的工作，例如行政祕書、打電腦等職業，因為這兩種情況都會造成不良的身體姿勢。
- 外傷，例如鎖骨骨折、肩膀外傷，頸部遭受突然的拉扯產生的創傷（揮鞭式頸部創傷）。
- 先天異常頸肋帶狀症候群，造成肌纖維束受到刺激或是壓迫到臂神經叢。

- 姿勢扭曲不良，如塌肩或是肩膀下垂。

診斷

下列情況與「胸廓出口症候群」所產生的症狀可能會有所混淆，診斷前必須先排除：

- 腕管症候群。
- 神經根壓迫性頸椎疾病。
- 胸腔入口腫瘤（又稱潘科斯特腫瘤，生長在胸廓入口的肺部腫瘤）。
- 脊髓腫瘤。
- 脊椎退化性疾病（如：多發性硬化症、脊髓空洞症）。
- 其他神經病變（如：肘隧道症候群、橈隧道症候群）。
- 臂神經叢腫瘤。
- 肩部發炎（如：肌腱炎、關節炎）。
- 複雜性局部疼痛症候群（反射性交感神經失養症）。
- 血管病變（如：動脈粥狀硬化、血栓性靜脈炎）。

醫生會進行一些檢查，來評估患有「胸廓出口症狀」的病人。這些測試並不是專門針對胸廓出口症候群，而是用來排除其他可能的病因。

- 胸部 X 光片。
- 頸椎核磁共振。

- 臂神經叢的電腦斷層掃描。
- 肌電圖檢查，用來測量在神經刺激下的肌肉反應。
- 神經傳導檢查。
- 懷疑有血流問題時，使用靜脈血管攝影檢查。

治療

　　「胸廓出口症候群」的治療旨在減輕此區域的神經或血管所受到的壓迫，以減少疼痛及其他症狀，改善患者整體的生活品質。在初步治療階段，專家們幾乎一致選擇保守治療，除非患者同時患有重大神經性損傷，或是因為神經血管的壓迫而發生急性血管功能不全，在這樣的情況下，便會考慮手術的必要性。大約百分之八十五的患者可以透過保守治療而改善症狀，只有一小部分的患者需要進行手術。

- 物理治療。
- 提高肌力。
- 伸展、等長收縮訓練。
- 改正不良姿勢的訓練（如肩下垂）。
- 推拿斜角肌和斜方肌。
- 超音波熱療。
- 經皮神經電刺激療法（Transcutaneous Electrical Nerve Stimulation）。
- 游泳（有專家建議避免仰式和蛙式）。

- 藥物治療。
- 止痛劑和非類固醇消炎藥以降低疼痛。
- 服用肌肉鬆弛劑以控制肌肉痙攣。
- 有可能需要視患者情緒給予抗抑鬱藥。
- 斜角肌局部注射麻藥、類固醇藥劑以減輕疼痛。
- 星狀神經節阻斷術（Stellate ganglion block，將麻藥注射在位於頸部的交感神經叢）。
- 外科手術。

肩部修復
SHOULDER REHAB

　　在肩部感到疼痛時立即就醫，能快速提高徹底恢復的可能性，尤其是在伴隨著手部、手指發麻，或是嚴重功能喪失等問題。在開始任何治療之前，請先讓醫生或是治療師進行全面性的主動活動範圍評估（靠自己能移動關節的能力）和被動活動範圍（靠他力能移動關節的範圍）。

　　在檢查期間，醫師會比對肩部兩側，藉以評估造成疼痛的原因和程度，以及疼痛部位的活動範圍與功能，醫師可能還會進行肌肉測試以確定有哪些肌肉受到影響。在決定治療方法之前，也有可能做一些深入檢查，像是核磁共振。做完檢查後，便能確認有哪些身體部位受損，以及損傷的嚴重程度。

　　損傷程度分為三級：

　　輕度：在此階段，醫生大都會建議患者進行居家訓練，訓練內容包含矯正運動和特定的伸展。患者要謹記身體在受傷的狀況下，很容易二次受傷，在訓練身體的過程中不要操之過急。

　　中度：在中度的階段，醫生會建議患者進行被動復建和主動性

的運動訓練，來預防五十肩的發生。也會建議患者要讓關節有適度的保護性休息，在此階段，醫生會開立止痛藥來幫助患者控制疼痛。

　　重度：病情來到嚴重的階段時，醫生會建議患者休息、受傷部位要熱敷和冰敷，並且進行活動訓練。另外，疼痛管理的選擇包含藥物與注射。

　　預防進一步的傷害是復原的關鍵，忍痛或是輕忽疼痛只會延長康復的時間。在復原的過程中，要避免會造成病情加劇的動作，例如持續手舉過頭的運動、側睡在疼痛邊或持續由患側背肩包。

　　在恢復肩功能的治療中，要兼顧局部和整個身體。肌力可能會在受傷最初的七十二小時中下降多達百分之十七。下降的速度會在五到七天後變慢。但因為患部在活動不佳的狀態下越久，軟組織的功能就會減少，肌肉也會發生萎縮，因此會損失越多的肌肉力量。在六週不活動的情況下，肌力可能會損失高達四成，因而拉長身體修復的時間。

　　在治療完成之後，要注意沒有症狀不表示完全康復，若只是治療受傷的部位，而忽視整體的協調性，可能會造成身體的二度受傷。在運動員中，三到五成的損傷都起源於過度使用或是訓練不當，而在這些受傷之中，百分之二十七是二度傷害，且百分之十六發生在重返運動後的一個月內。

　　同時也要記住「兩小時規則」：如果你在一次運動訓練後，疼痛超過兩小時，一定要將活動量減少到身體不產生痛感的狀態。若是身體持續疼痛，或者是失去活動能力，請儘快就醫。

　　有效的復健治療需要訓練大腦與身體，因此在訓練的過程中要用心。在如今的醫療體系中，物理治療師通常沒有時間幫助患者到達完全康復的狀態，自己也要在治療中扮演重要的角色，幫助身體恢復全部的功能。

治療過程

　　一旦獲得準確的診斷後，醫生會依造特定狀況給予治療方案，指導你進行每項步驟。疼痛指數與活動範圍是你在治療過程中，是否持續進行的衡量關鍵。每個人復原的時間不同，不痛不代表可以完全回歸之前的「正常」活動。還要注意身體有沒有因為功能障礙而產生代償的現象，一有這樣的情況務必要立即調整，代償性動作可能會對身體的運動鏈系統產生負面影響，造成進一步的傷害。

傷害類型

　　清楚自己受傷的原因，才能為自身情況設計一套全面性的復原計劃。有些傷害是因為突然的衝擊，有些是長期錯誤或過度使用而導致的身體損傷。一般而言，傷害分為大創傷和微創傷。

大創傷：通常是因為一個特定的事件導致的傷害，發生的時間、地點及原因都是清清楚楚。單一事件造成原本正常的身體結構，突然無法行使功能，像是肩脫臼。

微創傷：是長期、重複性的傷害，身體局部的功能失調和錯誤的人體力學，對身體一點一滴施加傷害，創傷便在不知不覺中形成。慢性傷害和急性傷害不同，需要耐心修復，不能快速解決。

　　修復目標分三個階段進行：急性期、恢復期和功能期。

第一階段：急性期

　　急性期要注重的是防止進一步的傷害，減少受傷症狀，並加快癒合的速度。醫生的治療重點如下：

治療目標

- 疼痛管理。
- 保持患部應有的活動範圍。
- 維持神經肌肉的控制。
- 防止肌肉萎縮。

能否進入第二階段的評估條件

- 疼痛獲得控制。
- 身體組織癒合。
- 關節活動範圍近乎正常。
- 可接受肌力訓練。

第二階段：恢復期

來到恢復期時，可以透過私人教練的幫助進行適當的復健訓練；若是能遵照醫生的建議方案，不會操之過急的話，想要自主訓練也是可以的。訓練時務必小心，因為在這個階段中經常發生二次傷害。

治療目標

- 避免進一步的損傷與疼痛。
- 恢復上半身的肌力，肌肉能獲得平衡與穩定。
- 培養肩部靈活度。
- 提高神經肌肉的控制和協調。
- 評估是否符合進入下一階段。

能否進入第三階段的評估條件

- 沒有疼痛。
- 組織完全癒合。

- 關節活動範圍幾乎正常。
- 患側的肌力狀態接近健側的七成五到八成。

第三階段：功能期

　　在這個階段，只要能保持在訓練範圍，並且遵照醫囑，便可以藉由私人教練或是自主完成適應性的復健訓練。在患部恢復完整功能後，需要評估造成受傷的原因，進而調整生活與活動的方式。要理智的聽從醫生的建議，練習本書中的復健運動，便能大大的降低二次傷害的發生機率。

治療目標

- 認知正確訓練技巧的重要性。
- 訓練穩定肌群、姿勢正確、改善生活方式來預防再次傷害。
- 將肌力與肌耐力提高到符合工作和運動的需求。
- 提升身體各部位的活動範圍。
- 學習運動專用訓練，以及日常生活的功能訓練。
- 評估身體是否復原到可以恢復原本的活動程度。

評估是否完全復原的標準

- 沒有疼痛。
- 進行完整的活動範圍與靈活度時，完全無痛感。
- 身體兩側力量相等。
- 可進行正常的人體力學。

打造健康肩膀的日常技巧

- 維持正確姿勢。
- 每天和緩活動肩膀、手臂數次。
- 避免肩頸受寒。關節部位要保持溫暖，身體溫暖就不容易受傷，也會比寒冷僵硬的關節更好活動，可以試試看洋蔥式穿衣，方便隨著氣溫做調整。
- 側睡時，要將患側手臂放在上方，並且用枕頭支撐。
- 肩膀儘量不要承重，像是沉重的背包或是側肩包。

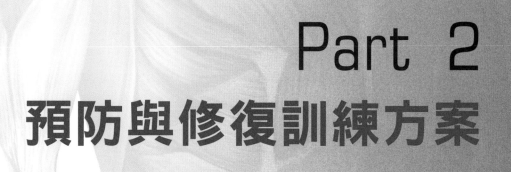

Part 2
預防與修復訓練方案

預防二次受傷
PREVENTING
(RE)INJURY

　　「預防勝於治療」是一句大家耳熟能詳的叮嚀，做好預防才是有智慧的決定。保護肩關節就像是汽車要進行常規保養，無論是更換潤滑油還是底盤調校等細項都要做好。預防性的常規保養能降低故障發生的機率，也可以避免付出昂貴的修理費用。這個道理我們都懂，但是應用在身體時，卻經常被忽視。

　　如果你的肩傷已經逐漸復原或是完全康復，那麼積極防護身體再次受傷，絕對是你的首要任務。可以詢問醫生如何利用冷熱溫度來放鬆關節，運動前的熱身必不可少，運動後也要好好的冷敷。

　　此外，你還可以制定一套結合訓練與伸展的運動計劃。肌力訓練很重要，然而練過頭會造成身體緊繃，反而容易受傷。同樣地，只著重伸展而不訓練肌力，也會造成關節鬆弛而再次受傷。皮拉提斯之父喬瑟夫‧皮拉提斯（Joseph Pilates）曾說過：「伸展緊繃處，強化鬆弛處」，才是最好的運動方式，並不是無止盡的追求越多越好。

　　本書 PART3 的訓練項目，是依據運動出版刊物中所介紹，對肩部最佳的項目。你可以諮詢醫生或是視自己的身體狀態，從這些運動菜單中挑選適合的項目。有做過物理治療的人，應該做過書中的一些訓練項目。你可以自主訓練，若是過程中肩膀有感到異狀，請務必諮詢醫生，或是從溫和的項目開始進行，避免發生問題。

　　下面列舉出基本遵循守則，可以幫助各位決定訓練菜單。有疑問的話，請諮詢醫生。若是肩關節有長期性復發不穩的情況，請先諮詢醫生是否可以進行下面項目：

- 等長訓練以提高深層與淺層肌肉。
- 彈力帶訓練（可能需要戴保護裝置來限制肩部活動）。

有肩夾擠的人，可以進行下列步驟：

- 重新學習正確的人體力學。
- 提高旋轉肌袖的肌力。
- 加強下肢訓練以減少投擲時施加在肩膀的壓力。

　　對於造成身體損傷的原因要特別小心，尤其是超過四十歲以上的年記。必要時，執行 RICE 四步驟：分別是休息（Rest）、冰敷（Ice）、加壓（Compression）、抬高（Elevation）。

有滑囊炎的問題，要注意下列兩點：

- 避免過度使用。
- 保持靈活度。

若是患有關節炎，要注意下列兩點：

- 避免過度使用。
- 平衡肌力與柔軟度訓練。

你可以翻到 68 頁，從這裡的訓練項目範本開始練習。

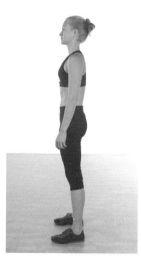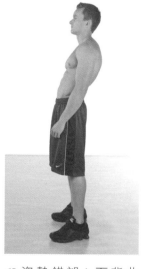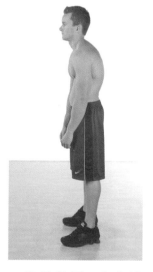

↻ 姿勢良好：耳朵、肩、臀至足踝都在一條垂直線上。

↻ 姿勢錯誤：下背曲度過大，脊柱前凸。

↻ 姿勢錯誤：上背過度彎曲，也就是俗稱的駝背。

姿勢對預防受傷的效用

　　人們大都知道姿勢不良會導致背痛，同時對肩膀的健康也會有不良的影響，像是圓肩、頸部如烏龜般前傾，對身體就會有很大的負面作用。經常游自由式的人，又不做拮抗肌群訓練與伸展胸肌的人，就容易出現這兩種姿勢。胸部靈活度不夠，會連帶影響肩部。這方面的專業人士已經了解，如果身體有地方發生錯位、過度使用或是受傷的情況，便會沿著動力鏈（kinetic chain）影響身體其他地方的力學。

　　我們可以從下面圖片中看到，示範者坐姿正確時，耳朵、肩膀、臀部到足踝關節都是在同一條垂直線上。偏離中線時身體就可能出現問題，例如肩頸僵硬、腰痠背痛等。很多人因為工作的關係，很難維持正確坐姿，像是辦公室的伏案工作、出差坐飛機時卡在狹窄的坐位上或是修理汽車等。在這樣的情況下，就更應該注意自己的姿勢，每天要多次調整回正常的姿勢。

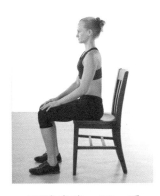
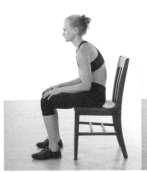
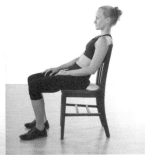

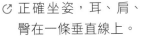
Ⓒ 正確坐姿，耳、肩、　　Ⓒ 不當坐姿。
　臀在一條垂直線上。

　　最簡單的方法是背靠著牆站立，腳後跟距離牆面在十五公分以內，臀部靠牆，試著讓上背部和後腦勺靠在牆上。若是剛開始很難做到，先讓臀部靠牆，再慢慢調整到讓頭也能靠牆。有些年長者因為長期姿勢不正確，可能永遠無法站直讓頭靠到牆上。建議大家就從今天開始，隨時注意自己的姿勢，不要落到來不及而無可補救的地步。勤加練習正確的姿勢，便能減少全身各部位發生問題。

綠色、黃色、紅色區域

　　肩膀會發生問題，通常是人們沒有留意自己使用肩膀的方式。如果你曾經發生過肩傷，務必要特別小心。伸展超過「安全範圍」的話很容易觸發肩傷。只要把握紅、綠、黃三區域的概念，就能預防進一步的肩部損傷。我們可以從第 54 頁的圖片中看到，這三個區域涉及肩膀和手臂的三種活動。打開手臂（外展），向前舉起手臂（屈曲），以及手臂向後伸（伸展）。注意手臂與肩膀可能會有不同的舒適區，改變掌心方向（如手掌朝向，或是兩邊掌心朝內）也會影響單邊或是兩邊的肩膀。

　　大多數人都能做到綠色區塊的活動，這個區塊的活動對肩部的壓力最小，也能應付日常中絕大多數的活動，包含運動和復健。紅色區塊的動作，就可能對肩膀造成影響，特別是在有舊肩傷的狀態下。

　　我們先來判斷適合自己手臂外展的活動範圍，以背靠牆站立為起始動作。

　　1.　手心相對，手臂向前舉到肩膀的高度，再將兩手臂往外打

開到你看不到手掌的位置。有出現疼痛嗎？沒有的話，這就是你的綠色活動範圍，在這個區塊中的大多數動作不會讓你的身體受到損傷。

2. 現在伸展手臂使之靠牆，這是黃色區塊，很多人在這個地方會感到肩部緊繃。無論緊繃與否，當手臂進入黃色區塊，都應該要多加小心。

3. 紅色區塊是將手臂伸到身體的後面，像是在車內，身體不轉動的情況下，手臂要伸到汽車後座。

在手臂向前（肩屈曲），判斷你的安全活動範圍。呈站姿，手臂放在身體兩側。

1. 手心相對向前舉起手臂，與肩同高，肩膀在這個區塊中能靈活活動，這是你的安全綠色範圍。

2. 再將手臂舉高，超過肩膀高度時，你會覺得活動受到限制，這就是黃色區塊。

3. 超過頭部的即是紅色區塊。

接著，我們來判斷手臂向後（肩伸展）的活動範圍，以手臂放在身體兩側的站立姿勢開始。

1. 手臂伸直慢慢向後移動約十公分的距離，肩部在這個區塊應該是感到輕鬆，這是綠色區塊。

2. 黃色區和紅色區的差別很小，因此手臂在向後向上活動時，都要非常小心，像是手抓背部時，力道不要過猛。

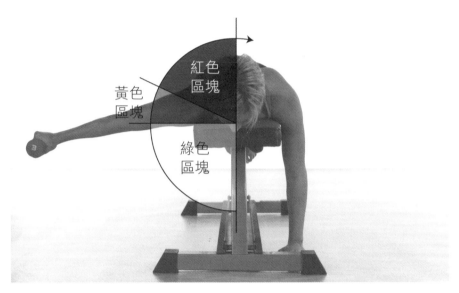

↻ 肩外展（abduction）範圍

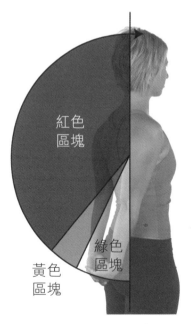

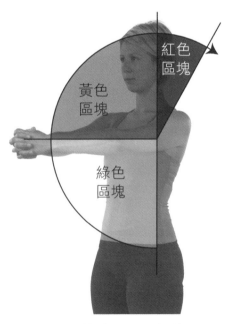

↻ 肩伸展（extention）範圍　　　↻ 肩屈曲（flexion）範圍

適當與不適當的動作

遵守以下這些動作規則，就能大幅的減少肩傷的情況發生。

適當

- 將負擔的重量減輕或是分成幾個梯次進行。
- 抬舉重物時要靠近身體。
- 進行重複性的活動時，要經常休息。
- 睡覺時正躺，若是側躺，不要躺在受傷的那一邊，在手臂和身體之間墊一個枕頭。注意肩膀和身體要保持在一條線上。也可以把患側手臂放到枕頭上以保持放鬆。
- 將側背包改成腰包，或是掛在手肘的提包。若是不行，記得皮包肩帶要放在健康的那一側肩膀。
- 在做一些頻繁使用肩膀的活動時，像是掃地或是使用吸塵器，可以改成移動腳步以減少肩膀活動的次數，讓手臂盡可能的收在身體兩側，小步行走並保持後背挺直。
- 可利用一些便宜又好用的拿取工具，以減少肩膀的活動量，進而達到保護作用。
- 練習良好姿勢。
- 重新調整你的工作空間的布置。
- 交換使用提公事包或是皮包的手臂。
- 留意頭部和上背部在工作或是日常活動時的姿勢與位置。

- 坐在辦公桌或是工作區域時，不會讓手臂承受太大的負擔。

不適當的動作

- 不要彎腰駝背和圓肩。
- 不要長時間進行讓手臂舉過頭的工作。
- 不要拿舉過重的物品。
- 手臂向兩側打開時，不要讓手超出你的視線範圍。
- 拿東西時，不要讓手向前或是向後伸得太遠。
- 不要工作超過十五、二十分鐘都沒有休息。
- 不要側躺在受傷的那一側肩膀。
- 患側肩膀不要背皮包或是重物。
- 看書或是看電視時，不要用患側手臂作支撐。
- 患側手臂不要靠在車門、車窗上。
- 肩膀不要背背包或是皮包。
- 在不常參與的運動中，不要過度活動，先做好練習、熟悉後再進行。

具爭議性的運動項目
CONTROVERSIAL EXERCISES

　　人人都知道運動對身體有好處，但在積極追求健康的過程中，千萬不要因為遵守不合時宜的原則或錯誤的想法而受傷。運動健身這個區塊雖然已經有長足的發展，但仍存在著一些積非成是的規則，若心存質疑，似乎又會讓人感到不敬。

　　我們經常被一些名人代言的商業廣告弄得目眩神迷，即使裡面傳達的運動訊息有誤。成功的教練創造了致勝的團隊，但其個人經驗也有可能在口耳相傳中，夾帶著錯誤的神話。通常，訓練的方法被大眾採納，成為主流之後，人們便會認為適用所有人，而不會再用嚴謹的科學角度來審視其正確性。這一章要來討論爭議性大的運動，這些運動做一次、兩次，並不會馬上造成嚴重的傷害。傷害是隨著時間的累積而逐漸顯現出來的。人體能夠自動修復，但如果不斷的誤用或是過度操練，運動不當的負面影響就會在幾年後慢慢暴露出來。

　　專家指出，至少有九成的運動項目都存著有害的練習方法，而這些錯誤的練習方法其實都有其正面價值。我們可以衡量其利與弊

的比例，來決定這些練習方法是否適合自己。若是害處比益處多，那能不能改用更安全、更有效的方法來達到預期結果呢？讓我們來看看傳統的仰臥起坐、捲腹、深蹲與弓箭步便能理解。

在進行健身計劃時，可以問問自己以下幾個問題：

* 為什麼做這項訓練？
* 這項訓練的效益為何？
* 這項訓練的風險為何？
* 做這項訓練的感覺為何？
* 做完這項訓練後有什麼感覺？
* 做其他訓練可以得到同樣的效益嗎？

假如以上這些問題的答案是否定的，請尋求其他訓練。若是教練沒有注意到上述事項，那麼最好找其他教練。同樣地，如果你遇到觀念落後的教練（堅持舊觀念），更甚者還說出「沒有痛苦，就沒有收獲」，那趕緊跑！這樣的觀念極為瘋狂。你要了解自己身體的感受，留意它帶給你的訊息。

不要對訓練產生自滿的心態，尤其是在身體有傷的情況之下。在你訓練時，維持正確的人體力學並且留意身體的變化，這點至關重要。訓練時不要聽音樂，你需要專注在當下的訓練，以及這樣的訓練是如何影響你的身體，邊聽音樂就容易忽視身體的姿勢。等到正確的姿勢已經形塑在肌肉記憶中，便可以邊聽音樂邊運動了。然而還是要留意是否一直維持正確的運動姿勢，唯有完美的訓練才能

創造完美的成果！要把正確姿勢時時謹記在腦海。不要只是埋頭苦練，聰明的訓練才是預防運動傷害的關鍵，也才能在常規訓練中得到最大的收穫。

在選擇訓練項目、活動或是器材時，也要同樣小心。可以透過下列問題來自我檢視：

- 安全嗎？
- 這項運動有訓練到目標肌肉嗎？
- 效益有超過風險嗎？
- 這項運動的人體力學正確嗎？
- 這項運動和其他訓練有相關連嗎？
- 給你的感覺如何？
- 會傷害到關節嗎？
- 會耗費過多時間嗎？
- 能達到你想要實現的目標嗎？

訓練時，肩關節注意事項

骨科醫生觀察到運動者有越來越關心肩部撞擊的趨勢。對於運動者來說，所有需要肩部參與的運動都需要在有意識的控制之中。如果手臂舉起超過肩關節的高度，手應要後旋（掌心向上），這樣能留給關節內部更多的空間。手臂若是完全伸直，再加上手的重量，可能會加重肩部問題，並且讓手肘出現症狀。人們在訓練手臂時，經常會無意識的聳肩，將肩膀上提拉近耳朵。因此要提醒自己，在訓練手臂時需放鬆肩膀，並且將肩胛骨收回中間。

　　任何不正確的訓練都可能會產生問題，然而一些常規訓練也有可能帶來強大的風險，下面列舉十三項訓練，若是有以下狀況出現，便是「弊大於利」：

1. 滑輪下拉：把桿拉到頸後，或是動作太快，並且拉到低於下巴的位置。

2. 槓鈴肩推：在頭、頸後做。

3. 啞鈴飛鳥和反向飛鳥：完成時手臂極度分開，來到黃色或紅色區域。

4. 臥推：將槓鈴或是啞鈴推得太寬，或是手肘過度下拉，離凳子下方或後方太遠。最好是將是掌心儘量相對，採對握（neutral grip）的方式，可以減少施加在肩膀的壓力。

5. 側平舉和前舉：速度太快或是舉起時高於肩線。

6. 槓鈴直立上提：拉桿過高。

7. 聳肩：槓鈴握的位置寬度不當（太寬或太窄），或是在肩膀往前時下降速度過快。在使用舒適的重量下做聳肩是可行的。

8. 二頭肌彎舉：使用直槓做二頭肌彎舉的訓練。使用啞鈴可以掌心對握是比較好的替代方式。

9. 三頭肌彎舉：使用機器訓練三頭肌，或是選擇不適合的姿勢，像是法式彎舉。

10. 引體向上：寬握引體向上和頭後引體向上。

11. 水中訓練：在水中使用不當的訓練器材或動作來進行重

訓。雖然水中運動大多數很好，對身體的衝擊也較小，但因為人體力學較差時，若是再加上教練專業度不夠，學員受傷的機率相對會拉高許多。在水中有三個情況會增加阻力：器材的尺寸、形狀與運動的速度。

12. 伏地挺身：雙手距離太寬或是完成的方式會拉傷肩膀。「正中位置」最適合做伏地挺身。

13. 雙槓撐體：身體下降得太低或是速度過快。

在進行以上這十三種訓練時，要留意自己進行的方式，以避免肩頸、上背出現問題。

留意易受傷的部位

訓練時除了肩膀是高風險區，膝蓋、頸部、腰臀和足踝都是需要多加留心保護的部位。

緩解肩部不適的運動方案 ◎
DESIGNING A SHOULDER ROUTINE

若是能從頭把這本書好好的讀一遍，對肩膀驚人的靈活性，以及容易受傷的部位會有更多的了解。對肩膀會產生負作用的運動，可能會讓人感到喪氣。這裡講的不是要大家放棄游泳、打網球，或者是粉刷家裡牆壁，而是在做自己喜歡的事情同時，我們可以加強肩部訓練，以維持臂膀的健康。每天只要做一套簡單的肩部訓練，就能獲得很大的回饋。

本書 PART3 介紹的訓練動作，主旨是在幫助大家從受傷中復原，持續做即能保持肩部健康。所介紹的動作和訓練都經過醫生與治療師的認可。

若你是處在初期修復階段，為了達到最好的療效，應該要嚴格遵守醫生的建議。也許醫生的建議沒有列在本書中，這並無妨礙。若是已經完全康復，不用再回診，那你可以從書中自由選擇喜歡的動作來練習，建議要定期更換訓練動作。

你可以拿著這本書和你的治療師討論，請他們幫你挑選動作，或是建議哪些動作應該避免。沒辦法為大家設計一套完美的訓練方

案，因為依照每個人的身體需求，客製化才是最好的方案。你可以把這本書當成參考方策，自由運用，觀察自己的身體，適時添加、刪減當下的訓練動作。

你要設計一套目的明確的特製方案，以目標為導向，讓每個動作都能具體的完成你的需求，旨在讓肩膀恢復獨立、正常的功能。

肩部功能性訓練應該依循下列順序：

⮕ 從大肌肉到小肌肉。

⮕ 從簡單動作到複雜運動。

⮕ 從靜態動作到動態運動。

⮕ 從慢速動作到快速運動。

⮕ 從單一平面的動作到多平面運動。

⮕ 從小力量動作到大力量運動。

⮕ 從雙側手臂動作到單側手臂運動。

⮕ 從穩定平面的動作再挑戰不穩定的平面運動。

若你已經進入復健階段，嘗試錯誤會是最好的途徑。先從基本的主動練習、伸展和一兩項矯正練習開始試驗。如果發現症狀變得嚴重，請立即停止訓練並且找醫生諮詢。

肩膀沒有出現問題的話，可以依循下列方案：

伸展

　　⊃ 初階：每個伸展動作停留 10 ～ 15 秒。

　　⊃ 進階：每個伸展動作停留 1 分鐘。

主動訓練

　　⊃ 初階：一個動作重複做 5 次。

　　⊃ 進階：逐步重複做到 15 次，結束後換下一個不會造成疼痛
　　　　　的動作。

　　訓練時，與平時運動一樣要先進行熱身，我們追求的是運動質量而非數量。在進入下一個階段前，要先能確切掌握當下的訓練技巧。別因為感到無聊而把進展拉得太快，這會增加二次傷害的可能性。對復健來說，越多不代表越好，因此在進行時，不用著眼於增加負重或是拉長訓練時間。不管你之前是不是受過傷，一旦感到疼痛症狀，像是痠麻或刺痛加劇，請即刻停下練習並諮詢醫生的意見。以醫生的診斷為主，因為醫生是最瞭解你實際病情的人。

訓練的安全要點

早期改善,可以讓問題不擴大。

- 維持平衡的訓練與適當休息。
- 維持平衡的訓練量與訓練強度。
- 清楚自己的肩部活動度。每個人的肩膀活動範圍都不會一樣,要知道自己的安全活動範圍,不用硬將他人的活動度套在自己身上而產生疼痛。
- 清楚有哪些訓練適合肩部但是具高風險性。
- 要依照正確方法訓練。
- 學習運用不同的項目作交叉訓練,避免過度操練,像是每天游泳會使用同塊肌肉,造成過度訓練。
- 要加強肩部小肌群的訓練。一般人總是著重在表層的大肌肉而忽視深層的小肌肉。
- 防止速度過快可能帶來的風險。
- 聰明訓練、不過量。過量加上方法錯誤等於受傷。
- 學習如何組合動作和次數,以增加訓練效益、降低風險。
- 學習為活動做準備的方法,包含賽前調整訓練與提升關節強度。
- 學習去適應訓練,瞭解一些訓練理念,包括增強式訓練,訓練週期和開放式與閉鎖式動力鏈運動。

訓練方案的調整範例

　　這個章節會依照幾項運動和職業的需求來做肩部訓練。同時也涵蓋日常的整體訓練。假設你目前沒有肩部疼痛的問題，那你可以從訓練方案中挑選合適的訓練動作，每天執行。一種是交叉訓練方法，也就是除了每天做伸展運動，還要接著做二到三次的修復訓練。這樣的交叉訓練可以帶來很好的效果。在做任何運動之前要讓關節充分熱身。熱身與伸展不同，熱身是增加肌肉溫度、讓關節更柔軟的運動。肌肉、韌帶和肌腱緊繃時，會讓身體更容易受傷。

　　伸展要做多久需要依照個人的狀況而定，這邊無法給各位一個適用普羅大眾的神奇公式。每個人對運動的反應不同，「疼痛是你的指南」雖然是老調重談，但在肩部修復這一塊中非常適用。

　　訓練在精不在多，避免過度使用，聽從身體的聲音，讓肩膀告訴你要拉得多高，伸展多遠、時間持續多久。

　　若是肩膀是正常無損傷，那可以依照接下來的基本規則，有些方案會建議使用彈力帶或是啞鈴來提高訓練強度。沒有啞鈴則可以改用彈力帶，反之亦然。

日常訓練

　　這套方案旨在促進肩部的整體健康，不會練出大肌肉或是加大靈活度。我們先追求維持肩部良好功能，以預防突發事件的傷害。

　　這套方案很容易整合到日常訓練，要在熱身時或是訓練完之後進行。

伸展

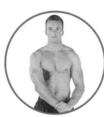

貼頸式
p.102

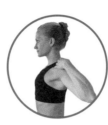

手臂拉伸
p.105

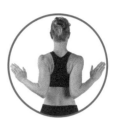

牆角伸展
p.137

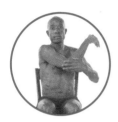

肩胛夾擠
p.157

初階：10 ~ 15 秒
進階：保持 1 分鐘

主動動作

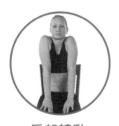

肩部轉動
p.96

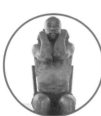

手肘互碰
p.97

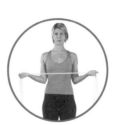

托盤式
p.172

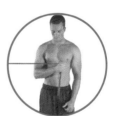

彈力帶內旋
p.174

初階：從做 5 次開始
進階：逐漸增加到 15 次

棒球／壘球

　　旋轉肌袖損傷與肩部撞擊是投擲運動中最常見的肩部問題。棒球投手因為運動力學的關係，引發的肩部問題會比壘球投手的比例更高。

　　另外，在這兩項運動中，做大量重複性工作的內野手也容易出現肩部問題。為了預防運動傷害的發生，應在賽季前花時間進行投擲練習，讓身體提早做好準備。

伸展

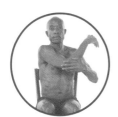

貼頸式
p.102

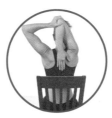

過頭伸展
p.103

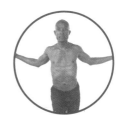

擴胸伸展
（利用廊道或門口）
p.138

初階：10 ～ 15 秒
進階：保持 1 分鐘

主動動作

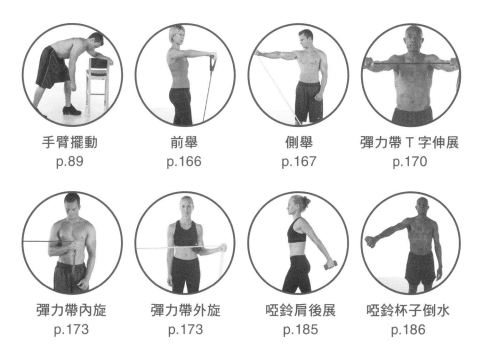

手臂擺動
p.89

前舉
p.166

側舉
p.167

彈力帶 T 字伸展
p.170

彈力帶內旋
p.173

彈力帶外旋
p.173

啞鈴肩後展
p.185

啞鈴杯子倒水
p.186

初階：從做 5 次開始
進階：逐漸增加到 15 次

籃球

雖然下肢的運動傷害更常發生在籃球運動員身上，然而若是不留心，籃球選手也是會有突發性的肩部傷害，尤其是短時間內投籃次數過多，就可能造成旋轉肌袖肌腱炎的發生。

伸展

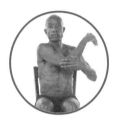

貼頸式
p.102

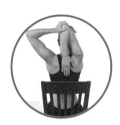

過頭伸展
p.103

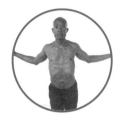

擴胸伸展
（利用廊道或門口）
p.138

初階：10 ～ 15 秒
進階：保持 1 分鐘

主動動作

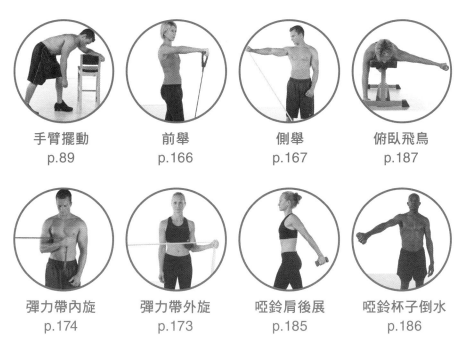

手臂擺動
p.89

前舉
p.166

側舉
p.167

俯臥飛鳥
p.187

彈力帶內旋
p.174

彈力帶外旋
p.173

啞鈴肩後展
p.185

啞鈴杯子倒水
p.186

初階：從做 5 次開始

進階：逐漸增加到 15 次

足球

肩部脫位很常見於足球運動。賽季前應該加強肩關節的強度訓練，以提高關節穩定性和支持性。

伸展

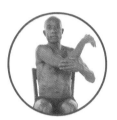

貼頸式
p.102

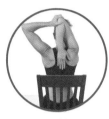

過頭伸展
p.103

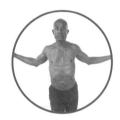

擴胸伸展
（利用廊道或門口）
p.138

初階：10 ～ 15 秒
進階：保持 1 分鐘

主動動作

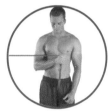

手臂擺動
p.89

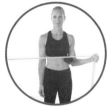

啞鈴前舉
p.184

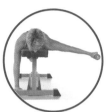

側舉
p.167

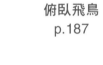

俯臥飛鳥
p.187

彈力帶內旋
p.174

彈力帶外旋
p.173

初階：從做 5 次開始
進階：逐漸增加到 15 次

高爾夫球

　　高爾夫看起來是很和緩的運動，然而運動次數高或是揮桿方式錯誤，都可能產生運動傷害。肩部傷害發生的頻率會比背部、手肘、手部和手腕來得少，不過旋轉肌袖問題也是常發生在高爾夫球員身上。

　　在進行高爾夫活動之前，應當完成以下訓練：

伸展

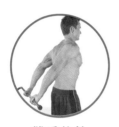

雙手後抬
p.129

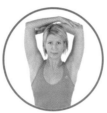

畫框式
p.100

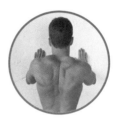

肩胛等長擠壓
p.146

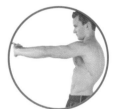

上背伸展
p.154

初階：10 ～ 15 秒
高階：保持 1 分鐘

主動動作

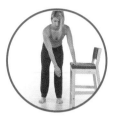

手臂擺動
（橫越身體）
p.91

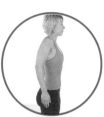

聳肩轉動
p.95

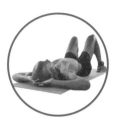

雙肘觸碰
p.107

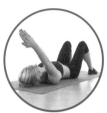

直臂伸展
p.109

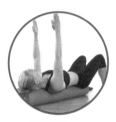

肩胛拍打
p.123

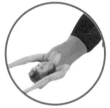

滾輪 I 字、Y 字
與 T 字伸展
p.124

初階：從做 5 次開始
進階：逐漸增加到 15 次

曲棍球

　　大多數的曲棍球運動傷害來自於直接的外傷，無論是跌倒還是運動員之間的碰撞。常見的有膝蓋、手和手腕損傷，然而肩分離、脫位等傷害也是會發生的。最好的預防方法是提高肩部肌肉的強度以及保持靈活性。

伸展

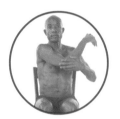

貼頸式
p.102

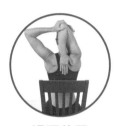

過頭伸展
p.103

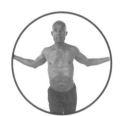

擴胸伸展
（利用廊道或門口）p.138

初階：10 ～ 15 秒
進階：保持 1 分鐘

主動動作

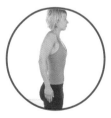

聳肩轉動
p.95

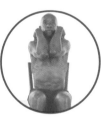

手肘互碰
p.97

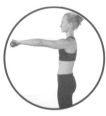

啞鈴前舉
p.184

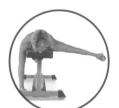

俯臥飛鳥
p.187

初階：從做 5 次開始
進階：逐漸增加到 15 次

排球

需要做大量發球和扣球的排球運動員，會比傳球的人更容易產生運動傷害。不斷撲球的選手也可能發生肩部脫位的危險。

伸展

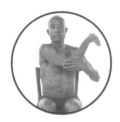

貼頸式
p.102

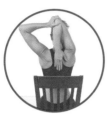

過頭伸展
p.103

初階：10 ～ 15 秒
進階：保持 1 分鐘

主動動作

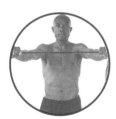

彈力帶 T 字伸展
p.170

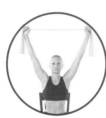

彈力帶 Y 字伸展
p.182

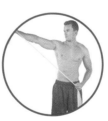

劍客式
p.171

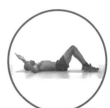

交通指揮式
p.113

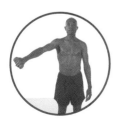

啞鈴杯子倒水
p.186

初階：從做 5 次開始
進階：逐漸增加到 15 次

游泳

　　任何需要重複手舉過頭的運動都有較高的肩部傷害問題。在游泳這項運動中，自由式、仰式和蝶式是危險性最高的項目。像蛙式這樣水下恢復性划水動作，是在水中進行且不舉過頭的泳姿，對肩膀來說輕鬆許多。

　　在復健的過程中，可以考慮做水下恢復性划水動作，並且留心技術、腿踢方式，採用高質量而不過量的訓練，就會是最好的復健方法。

伸展

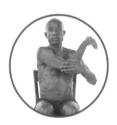

貼頸式
p.102

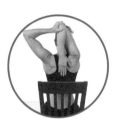

過頭伸展
p.103

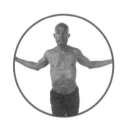

擴胸伸展
（利用廊道或門口）
p.138

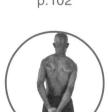

內旋伸展
p.104

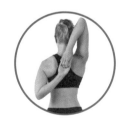

拉鍊式
p.163

初階：10 ～ 15 秒
進階：保持 1 分鐘

主動動作

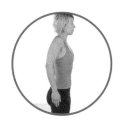

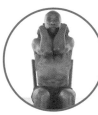

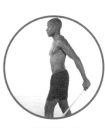

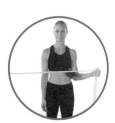

聳肩轉動	手肘互碰	肩膀後展	彈力帶外旋
p.95	p.97	p.168	p.173

初階：從做 5 次開始

進階：逐漸增加到 15 次

網球

　　網球運動需要很好的靈活性和肌力，發球時，靠的是肩關節做出高速的揮拍動作。這樣的情況很容易造成滑囊炎和旋轉肌袖損傷。反手拍會使肩關節轉到不自然的角度。

伸展

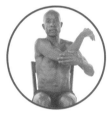

貼頸式
p.102

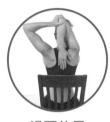

過頭伸展
p.103

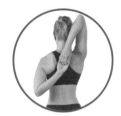

拉鍊式
p.163

初階：10 ～ 15 秒
進階：保持 1 分鐘

主動動作

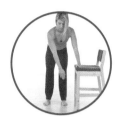

手臂擺動
（橫越身體）
p.91

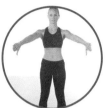

杯子倒水式
p.152

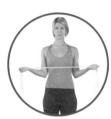

托盤式
p.172

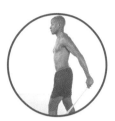

肩膀後展
p.168

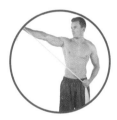

劍客式
p.171

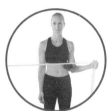

彈力帶外旋
p.173

初階：從做 5 次開始
進階：逐漸增加到 15 次

摔角搏鬥

　　摔角搏鬥的運動經常會因為撞擊而導致肩部脫位。此外，搏鬥選手的手臂通常會放置在肩關節易過度外展的位置。選手需要強壯肌肉、肌力與靈活度，以避免在被人拉扯時而受傷。可以提前訓練來加強。

伸展

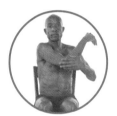

貼頸式
p.102

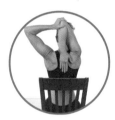

過頭伸展
p.103

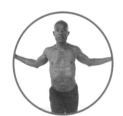

擴胸伸展
（利用廊道或門口）p.138

初階：10 ～ 15 秒
進階：保持 1 分鐘

主動動作

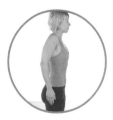

聳肩轉動
p.95

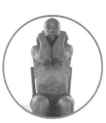

手肘互碰
p.97

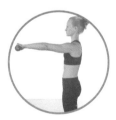

啞鈴前舉
p.184

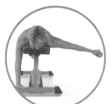

俯臥飛鳥
p.187

初階：從做 5 次開始
進階：逐漸增加到 15 次

建築工作

建築工人的身體經常也是工具的一部分，手舉過頂是常見的情況，因而加大肩損的機率。因此，建議建築工人務必要加強訓練。

伸展

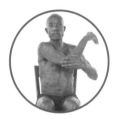

貼頸式
p.102

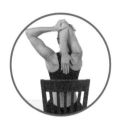

過頭伸展
p.103

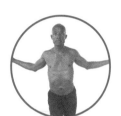

擴胸伸展
（利用廊道或門口）
p.138

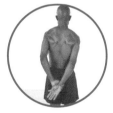

內旋伸展
p.104

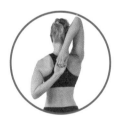

拉鍊式
p.163

初階：10 ～ 15 秒
進階：保持 1 分鐘

主動動作

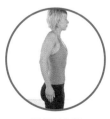

聳肩轉動
p.95

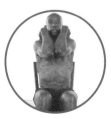

手肘互碰
p.97

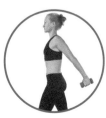

啞鈴肩後展
p.185

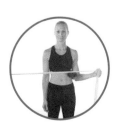

彈力帶外旋
p.173

初階：從做 5 次開始　進階：逐漸增加到 15 次

辦公室／久坐伏案

　　整天坐在辦公室並不是很耗體力的工作，但久坐會讓身體長時間處於同一姿勢。要留意自己在伏案工作時有沒有彎腰駝背，滑動滑鼠的姿勢會不會造成手腕疼痛。肩頸痠痛、拉傷以及腕管綜合症是久坐辦公的人常見的職業傷害。最好每個小時站起來活動一下，伸展個幾分鐘，並且以正確坐姿辦公。

伸展

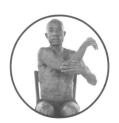

貼頸式
p.102

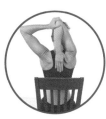

過頭伸展
p.103

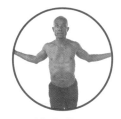

擴胸伸展
（利用廊道或門口）
p.138

初階：10 ～ 15 秒
進階：保持 1 分鐘

主動動作

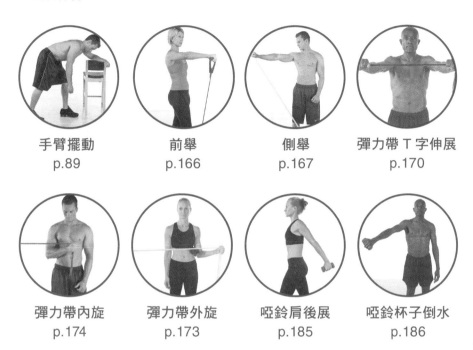

手臂擺動
p.89

前舉
p.166

側舉
p.167

彈力帶 T 字伸展
p.170

彈力帶內旋
p.174

彈力帶外旋
p.173

啞鈴肩後展
p.185

啞鈴杯子倒水
p.186

初階：從做 5 次開始
進階：逐漸增加到 15 次

Part 3
肩部訓練運動

訓練項目
THE EXERCISES

　　這一章節，會依據訓練的部位或是目的將動作分組。例如，站立時進行的項目會依序排列。一般而言，訓練都是由易到難。雖然肩部訓練是為了修復患側，還是建議各位兩邊都練習，才能保護健側不受到傷害。

　　在你開始復健的過程中，你要學習成為自己的私人教練。預防身體受傷是好教練的目標之一，作為一個好教練，你要學會聰明訓練、不過量。並且要避免任何會使肩傷惡化的活動，疼痛是身體給你的指標，不要忽視身體給你的受傷訊號。

　　絕對不要依靠止痛藥或是藥膏來掩蓋疼痛，為了避免二次損傷以及不必要的疼痛，務必要以正確的姿勢訓練。

　　如果身體在訓練後，疼痛時間超過兩個小時，那表示你訓練過度，需要休息。最好是找到不會產生疼痛的項目再做訓練。如果你懷疑自己二次受傷，建議要馬上看醫生。和你的醫生或治療師討論受傷的部位需要熱敷還是冰敷，以及敷的時間。

被動式與和緩運動項目

　　在開始進行這些動作之前，可以洗熱水澡或是使用熱敷墊，讓肩膀徹底溫熱。建議和醫生討論熱敷的方法，局部熱敷時一定要謹慎，不要灼傷自己。

手臂擺動（向前和向後）

訓練部位：肩部

目標：增加肩部的屈伸與伸展範圍。

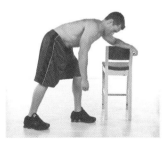

1 將健側手臂放在桌上或是其他穩定的平面，以作為支撐，然後彎下身體。

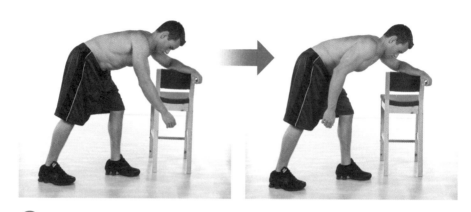

2 沿著身體的一側，輕柔地前後擺動患側的手臂，放下手臂時要用肩膀的肌肉，而不是手臂本身的重量。

3 如果沒有感到疼痛，可以稍微加大擺動的幅度。換邊，重複相同的步驟練習。

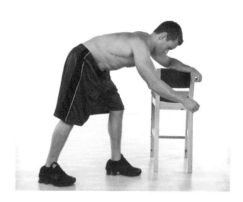

變化式 想要增加拉力的話，可以手握啞鈴。

手臂擺動（橫跨身體）

訓練部位：肩部

目標：增加內收與外展的活動範圍。

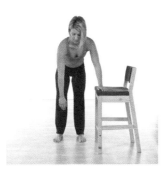

1 將未受影響的手臂放在桌上或是其他穩定的平面，作為支撐，然後彎下身體。

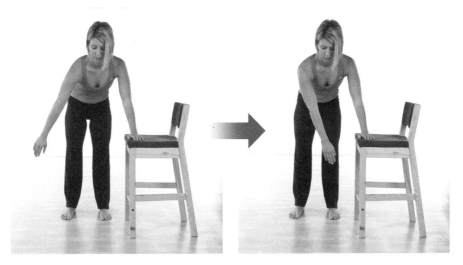

2 患側手臂輕柔地在身體的前方左右擺動，放下手臂時要用肩膀的肌肉，而不是手臂本身的重量。

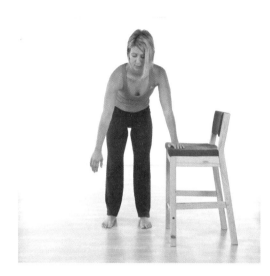

3 如果沒有感到疼痛,可以稍微加大擺動的幅度。換邊,重複相同的步驟訓練。

變化式 想要增加拉力的話,可以手握啞鈴。

懸臂划圈

訓練部位：肩部

目標：提高肩部的動作範圍。

1 將未受影響的手臂放在桌子或是其他穩定的平面，以作為支撐，然後彎下身體。

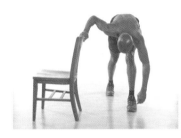

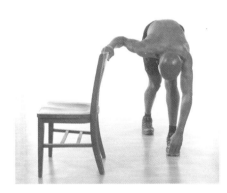

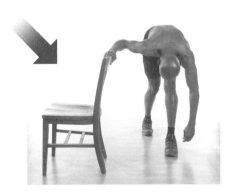

2 患側手臂以順時針的方向，輕輕畫小圈。放下手臂時要用肩膀的肌肉，而不是手臂本身的重量。

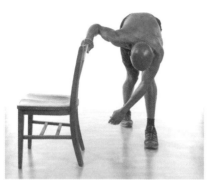

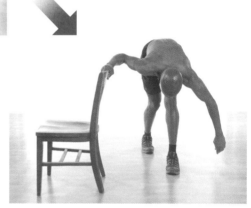

3 如果沒有感到疼痛，可以輕微加大圓圈的大小。接著，手臂以逆時針的方向一樣畫小圈。做完後換另一側，重複相同的步驟。

聳肩轉動

訓練部位：斜方肌

目標：提高肩部的靈活度，為肩關節做好下一
　　　次運動的準備。

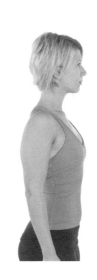

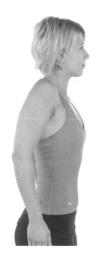

1 以正確站姿、直
立站好。
鼻子深吸氣，慢慢地將
肩膀聳到耳朵。

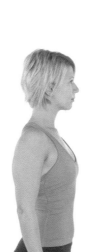

2 肩部向後拉，將
兩邊的肩胛骨往下靠在
一起。

3 以口呼氣，肩膀向下回到起始位置。
依身體的需求，重複動作的次數。

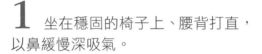

肩部轉動

訓練部位：斜方肌

目標：**肩關節熱身。**

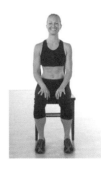

1　坐在穩固的椅子上、腰背打直，以鼻緩慢深吸氣。

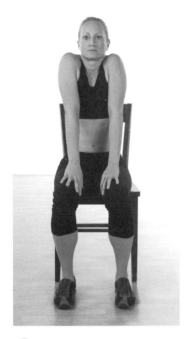

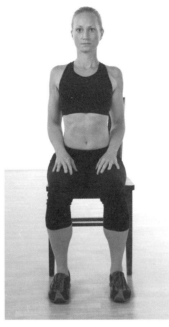

2　肩部向前轉動，像是要把兩邊肩膀碰在一塊。

3　肩膀往後，將兩側肩胛骨向中間靠攏，打開胸口。依身體的需求，重複動作 2～3 次。

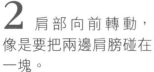

變化式 可改成站姿進行。

手肘互碰

訓練部位：胸、肩膀

目標：肩關節熱身。

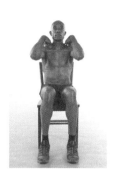

1 在穩固的椅子上坐好，腰背打直。左手搭在左肩，右手搭在右肩。

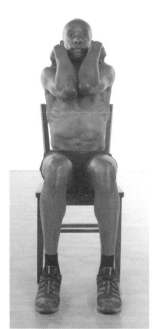

2 雙肘慢慢地在身體前側互碰。

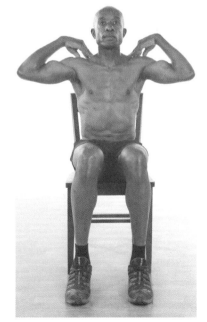

3 肘關節向外打開，將兩側肩胛骨往中間靠攏，在這個位置停留幾秒，有意識地打開胸口。手肘回到起始位置，依身體的需求，進行訓練的次數。

變化式 可改成站姿進行。

胸大肌伸展

訓練部位：胸、肩膀

目標：提高肩帶的靈活度。

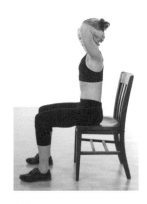

1 坐在穩固的椅子上、腰背打直。雙手扣在後腦勺。

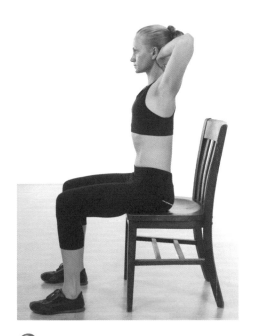

2 慢慢地將手肘往後收，並且將肩胛骨向中間收緊。打開胸口，收緊上背肌群，到達舒適的位置時，停留幾個呼吸，手肘再回到起始位置。依身體的需求，重複動作的次數。

變化式

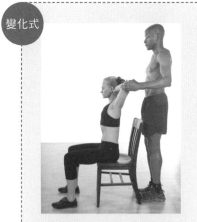

可以請同伴輕柔緩慢地將手肘往後，加大伸展的範圍。外力幫助伸展時，要格外謹慎施加的力道。

雙手交替延伸

訓練部位：三角肌

目標：提高肩膀的活動性。

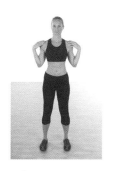

1 雙腳打開與肩同寬，左手放在左肩，右手放在右肩。

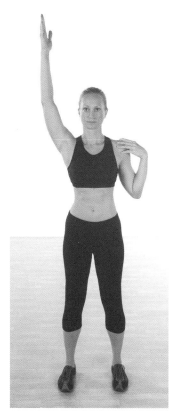

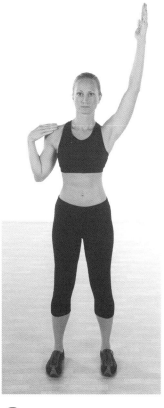

2 右手往天花板的方向伸直。

3 右手放回右肩，換左手伸向天花板舉直。雙手交替進行。

畫框式

訓練部位：肩膀

目標：提高肩膀活動性。

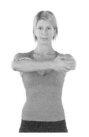

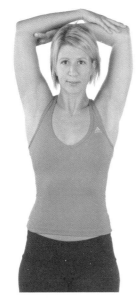

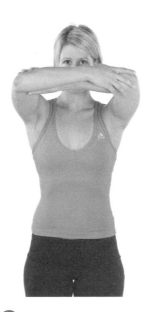

1　以正確姿勢站立，右手放在左肘，左手放在右肘上。

2　慢慢地將雙手臂抬高過頭，高度不超過舒適區。停留一小段時間，過程中不拱背。把臉框在雙手中間，保持微笑。

3　回到起始位置。依身體的需求，重複動作的次數。

變化式　換成坐姿進行這個動作。

桌緣伸展

訓練部位：肩膀

目標：提高肩膀活動度。

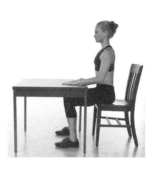

1 坐在桌旁，將患側手臂放在桌上。

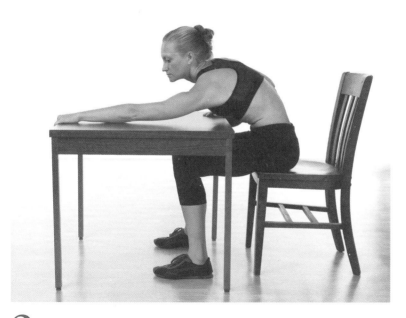

2 手臂慢慢地向前滑動，超過桌子，捉住桌緣。換邊，重複相同的步驟伸展。

貼頸式

訓練部位：旋轉肌袖

目標：提高活動範圍。

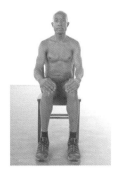

1 坐在穩固的椅子上、腰背打直。

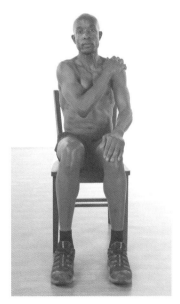

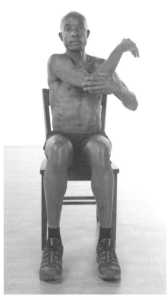

2 右手放在左肩。

3 左手放在右肘，慢慢地往喉嚨的方向加壓，手肘和鼻子在一直線上，停留幾個呼吸。換邊，重複相同的步驟。

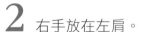 變化式 改以站姿重複相同的步驟作練習。

過頭伸展

訓練部位：肩膀、旋轉肌袖

目標：提高靈活度。

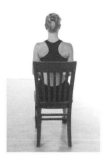

1 坐在穩固的椅子上、腰背打直。

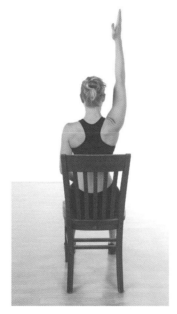

2 右手往天花板的方向伸直。

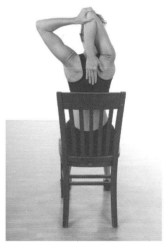

3 右手臂彎曲，左手放在右肘上，將右前臂放在腦後，輕輕往下壓，下壓到舒適的位置，維持一小段時間。換另一側，重複相同的步驟。

變化式 改以站姿重複相同的步驟。

內旋伸展

訓練部位：旋轉肌袖內側

目標：提升內旋的活動範圍。

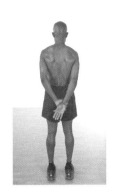

1 雙腳打開與肩同寬，將雙手放
在背後，健側手臂捉住患側手腕。

2 輕柔地將患側手臂拉
到脊柱上方，小心不要超
過能力範圍。

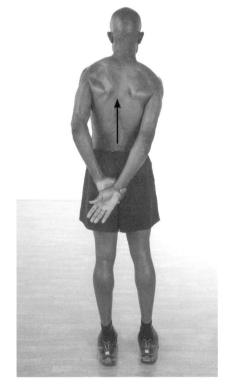

手臂拉伸

訓練部位：肩關節間隙

目標：和緩伸展肩關節。

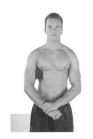

1 　直立站好，在患側手臂和身體之間放一個折疊毛巾。把患側手臂放在身體前方，用另一邊的手捉住患側手腕。

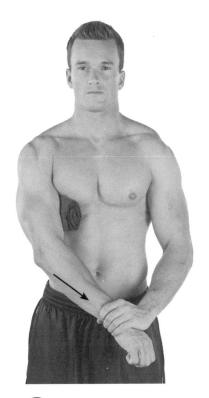

2 　輕輕地將手臂拉過身體前方。停留五到十秒鐘。依身體的需求，重複動作的次數。

變化式

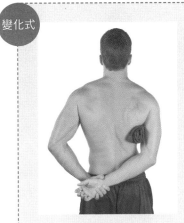

也可以將患側手臂放在身後拉伸。

桌式伸展

訓練部位：胸、肩膀前側

目標：打開肩帶（shoulder girdle）。

注意：這是一項有爭議性的練習，做之前
請先諮詢醫生。

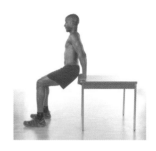

1 背對穩固的桌子站立，將雙側手掌放在
桌緣。若是有任何不適感，請停下動作。

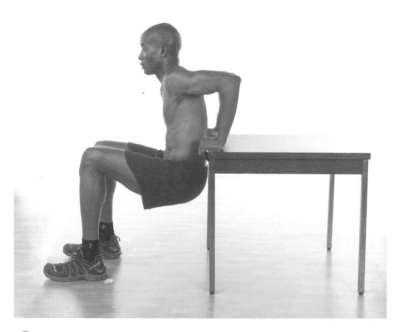

2 屈膝，臀部慢慢地朝地板的方向下降，加強伸展的
感覺。不要超過身體的能力範圍。再回到起始位置。

地板項目

此系列項目皆可以在地板或是床上完成。

雙肘觸碰（仰臥）

訓練部位：胸、上背

目標：提高肩膀的活動度，並且能伸展胸肌與強化上背肌群。

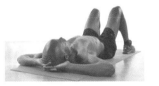

1 仰臥、屈膝，雙腳平放於地板或床上。手放在腦後互扣。

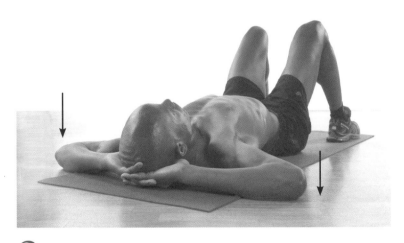

2 輕輕將手肘壓向地面（床上），肩胛往中間靠攏，動作維持在舒適區的範圍。感覺到胸口有伸展感時，停留二到五秒的時間。

手指轉圈

訓練部位：肩膀、上背

目標：改善活動範圍。

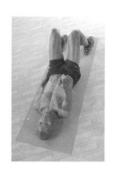

1 仰臥、屈膝，雙腳平放於地板或床上。
患側手臂往天花板的方向舉高，掌心朝內。

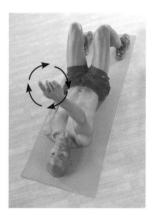

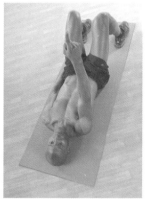

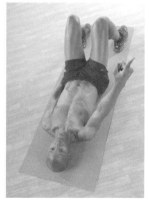

2 手臂以和緩的速度畫小圈圈，像是用
指頭在天花板畫圈，兩邊的肩胛要靠在一
起。加大畫圈的範圍，再以反方向畫圈。之
後再換手。

直臂伸展

訓練部位：肩帶

目標：增加肩帶的活動度與靈活性。

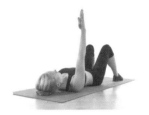

1 仰臥、屈膝，雙腳平放於地板或床上。將患側手臂伸向天花板，掌心向內、拇指向後。盡可能保持兩邊肩胛骨靠在一起，並且讓肩膀平貼地面。

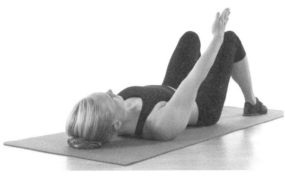

2 整個訓練過程中，手臂維持伸直的狀態。先讓小指慢慢地往大腿的方向移動，再緩慢抬到耳朵旁邊，在舒適的範圍內，盡可能讓大拇指接近地面。上下兩個方向都要保持在能力範圍之內。

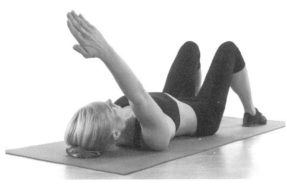

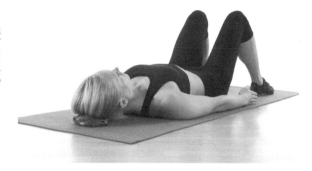

3 重複相同的步驟
數次，盡可能在每個
回合加大活動的範
圍。之後再換手。

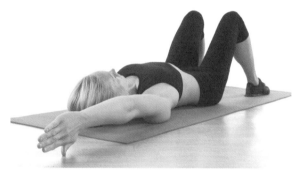

I字、Y字與T字伸展

訓練部位：肩膀、胸

目標：提高活動範圍。

地板項目

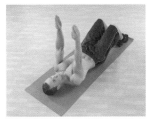

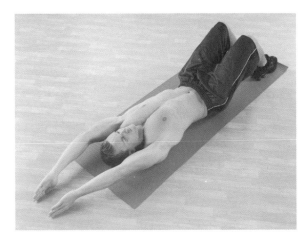

1 仰臥、屈膝，雙腳平放於地板或床上。背部放在正中位置，雙手掌心相對，舉向天花板。

2 背躺平，雙手慢慢往後伸展，不超過活動的舒適區。從上往下的角度來看，手臂看起來像英文的「I」。

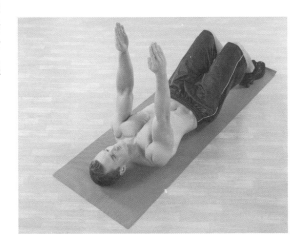

3 再回到起始位置。

4 手臂伸直輕輕向後，往兩邊四十五度打開，身體呈「Y」的形狀。再回到起始位置。

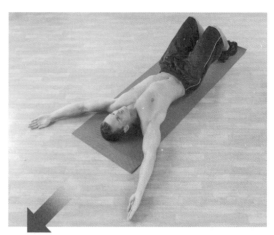

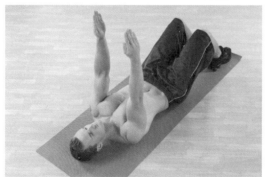

5 手臂向兩邊打開，身體會呈「T」的形狀。再回到起始位置。

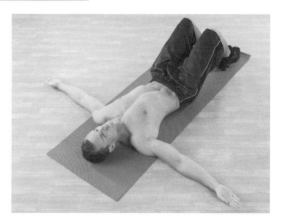

交通指揮式

訓練部位：旋轉肌袖

目標：增加外旋活動度。

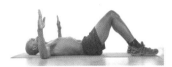

地板項目

1 仰臥、屈膝，雙腳平放於地板或床上。手臂平放在地板，上臂呈九十度彎曲，讓手臂與身體垂直，掌心向前、手指朝向天花板。

2 手臂慢慢往地板的方向倒。

TIPS 多數人會覺得這個往後倒的動作很緊繃，在訓練時要維持在舒適區的範圍。

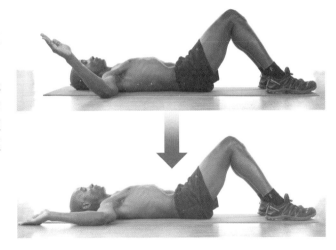

3 手臂往上、手心壓向地板。再回到起始位置。

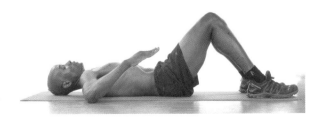

外旋（仰臥）

訓練部位：旋轉肌袖

目標：提高外旋活動度，強化旋轉肌袖。

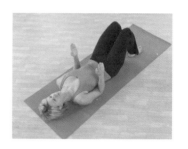

1 仰臥、屈膝，雙腳平放於地板或床上。上臂平放在地板，手肘彎成九十度，掌心向內相對，手指朝向天花板，讓前臂與身體垂直。

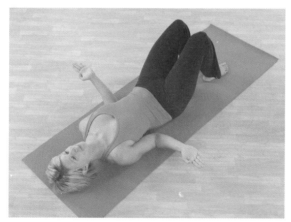

2 手背往兩邊地板倒。再回到起始位置。

TIPS 多數人會覺得這個動作很緊繃，不用勉強自己，在訓練時維持在舒適區即可。

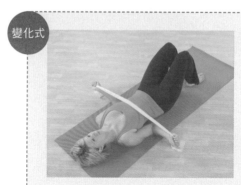

變化式

可以手握彈力帶的兩端來增加挑戰度。

內旋（仰臥）

訓練部位：旋轉肌袖

目標：提高內旋活動度，強化旋轉肌袖。

1 仰臥、屈膝，雙腳平放於地板或床上。手臂九十度彎曲，讓上手臂和身體垂直，掌心向內，手指頭朝向天花板。

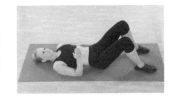

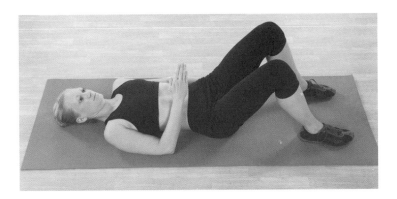

2 手肘貼在地板，手掌慢慢放到肚臍。在舒適的範圍內做訓練即可。再回到起始位置。

內旋（側臥）

訓練部位：旋轉肌袖

目標：提高內旋的活動範圍。

1 側躺在患側，手肘靠著身體，手臂彎曲放在地板或床上，前臂和身體成直角，下方肋骨放一塊捲起的毛巾。

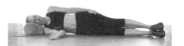

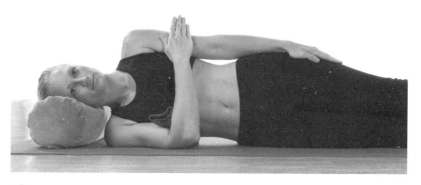

2 放在地板的手慢慢往肚子的方向抬起。回到起始動作，重複數次。換另一側進行。

變化式

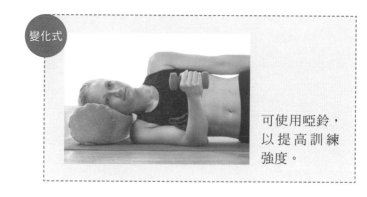

可使用啞鈴，以提高訓練強度。

外旋（側臥）

訓練部位：旋轉肌袖

目標：提高外旋的活動範圍。

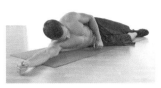

1 躺在健側。患側手臂靠在肋骨，手肘彎成直角，掌心朝向地板、握拳。需要的話可以在手和身體的中間放毛巾。

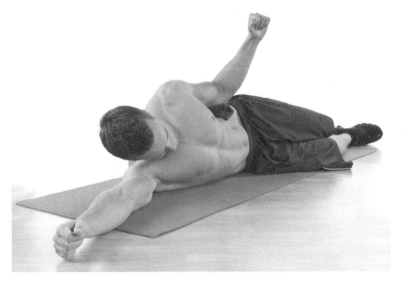

2 盡可能向上朝身體的後方舉起你的拳頭，不強迫動作的範圍，速度也不要過快。回到起始動作，重複數次。換另一側進行。

變化式

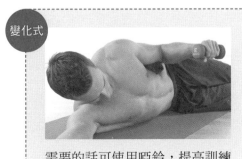

需要的話可使用啞鈴，提高訓練強度。

地板項目

肩胛伏地挺身

訓練部位：上背肌群

目標：提高肩胛的穩定度。

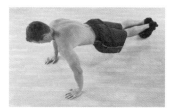

1 手腳撐起身體，來到俯臥撐的姿勢，全身呈一直線。可選擇用腳趾或膝蓋點地。

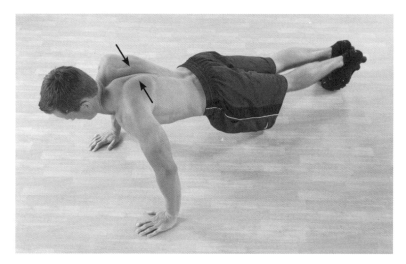

2 在這個俯臥的姿勢中收縮肌肉，將兩邊的肩胛骨往中間收緊，停留五到十秒。放回肩胛、放鬆肌肉。

變化式

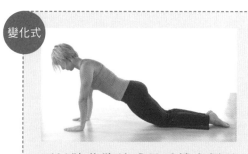

可以膝蓋跪地或是手撐在櫃子上，以減少施加在手臂上的重量。

滾輪項目

　　這一章我們會利用滾輪的不穩定性，來訓練身體的穩定肌群，在沒有其他工具的輔助下提高訓練強度。以下項目僅限於身體沒有症狀且想要挑戰自我的情況下，才能進行。

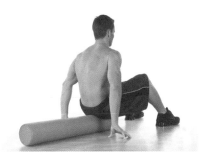

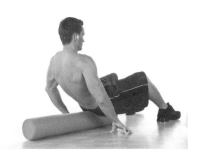

1 坐在滾輪邊。

2 慢慢躺下，直到整個脊柱平貼在滾輪上。

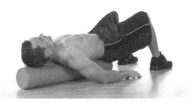

3 讓整個頭部得到完全的支撐。

風車滾輪

訓練部位：肩帶

目標：提高肩膀的活動度與穩定性。

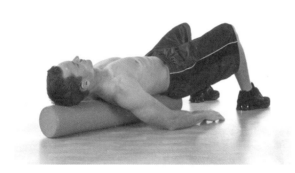

1 頭和背平躺在滾輪上，屈膝，雙腳平放在地板。手臂放在身體的兩側、垂放在地板上。自然呼吸，讓胸和肩膀有足夠的時間放鬆和開展。這對多數人來說已經是很充分的伸展，可以停留在這裡，不一定要進入下面的步驟。

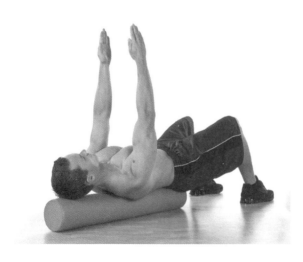

2 在身體感到放鬆和穩定之後，將兩側的手臂伸向天花板，同時要保持在滾輪的平穩。兩手掌心相對，整個過程中收緊核心保持穩定。

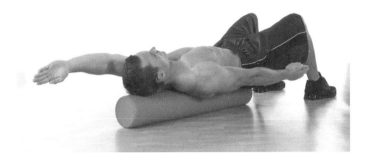

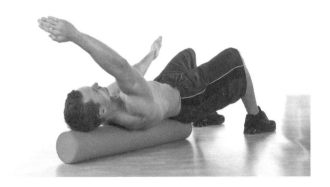

3 一邊的手臂向上，一邊的手臂向下，再換手
前後移動，來回數次。最後再將身體放鬆。

手肘下放

訓練部位：肩膀

目標：打開胸口與肩帶。

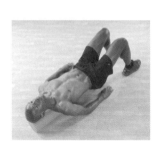

1 頭與背部平躺在滾輪，屈膝，將雙腳平放在地板。手臂放在身體兩側的地板上，以保持平衡。自然呼吸，讓胸和肩膀有足夠的時間放鬆和開展。這對多數人來說已經是很充分的伸展，可以停在這裡，不一定要進入下面的步驟。

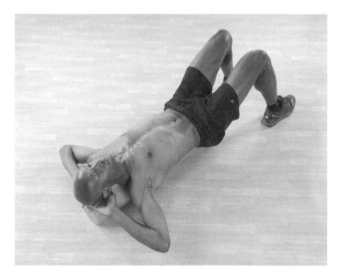

2 在身體感到放鬆和穩定之後，將雙手放在腦後，讓手肘往地板的方向下移。手肘沒有需要伸展到觸地的程度。保持伸展的姿勢、自然呼吸。

TIPS 手肘放鬆、不出力。

肩胛拍打

訓練部位：**肩膀**

目標：**肩帶正位。**

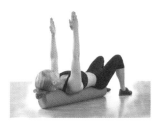

1 頭和整個背部平躺在滾輪上。屈膝，雙腳平放在地板。手臂伸向天花板，掌心相對。

滾輪項目

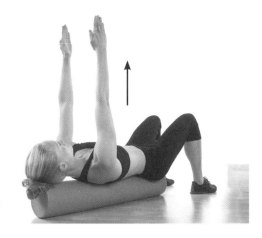

2 手指朝向天花板、伸直手臂。讓兩邊的肩胛抬離滾輪。

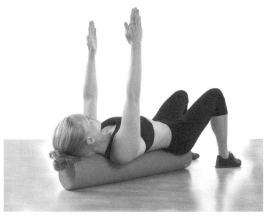

3 手臂保持伸直、完全放鬆肩膀肌肉，讓肩胛骨落回滾輪，像是在「拍打」滾輪。依身體需求重複練習。

滾輪 I 字、Y 字與 T 字伸展

訓練部位：胸、肩膀

目標：提高肩膀的靈活度與穩定性。

留意：這是高階練習，在未完成之前第 111 頁的「平面 I、Y、T 字伸展」，請不要做這項進階訓練。

1 頭和整個背部平躺在滾輪上。屈膝、雙腳平放在地板。手臂放在身體兩側的地板上以保持平衡。自然呼吸，讓胸和肩膀有足夠的時間放鬆和開展。這對多數人來說已經是很充分的伸展，可以停在這裡，不一定要進入下面的步驟。

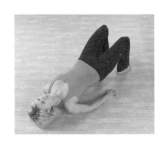

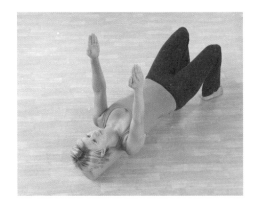

2 在身體感到舒適放鬆時，將兩側手臂伸向天花板。

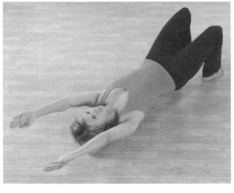

3 手臂維持打直的狀態、前後移動。動作時要保持肩胛骨的穩定性。

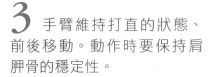

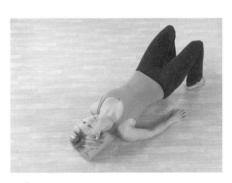

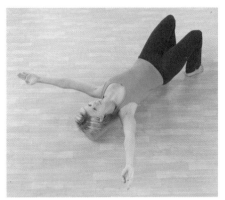

4 放鬆、回到起始動作。

5 完成 I 字練習後，雙臂向後伸直，以四十五度角向兩邊打開，呈「Y」的形狀。

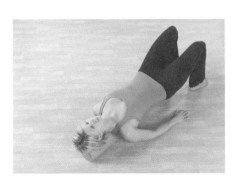

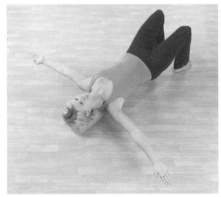

6 放鬆、回到起始位置。

7 完成 Y 字練習後，手臂向兩邊打開，身體呈「T」字。

手杖項目

在這個系列中，我們加入棍子、手杖或是毛巾等輔助工具，進一步訓練患側手臂，以維持或是提高受傷肩膀的活動度。

肩膀推舉（仰臥）

訓練部位：肩膀、胸

目標：改善胸、肩的活動範圍。

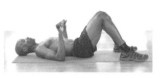

1 身體平躺、屈膝，雙腳平放在地板。雙手打開與肩同寬、握住棍子。手肘放在身體兩側的地板，讓棍子位於胸部上方。

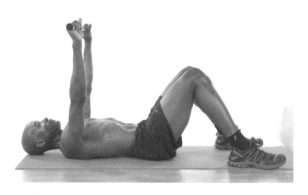

2 將棍子推向天花板的方向，直到兩邊手臂完全打直。回到起始位置。

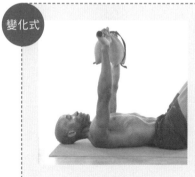

變化式

可以在棍子上加沙袋，以提高訓練強度。

過頭舉

訓練部位：肩帶

目標：提高活動範圍。

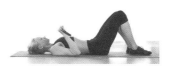

1 背部平躺、屈膝，雙腳放在地板。雙手打開與肩同寬、握住棍子。手肘放在身體兩側的地板，讓棍子位於胸部上方。

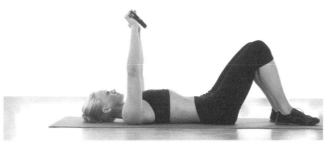

2 棍子往天花板的方向抬，直到兩邊手臂完全伸直。

3 維持手臂伸直，棍子慢慢往頭後方的地板方向放，不可過於勉強。回到中間位置。

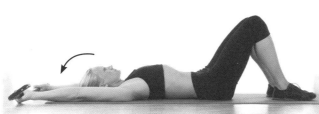

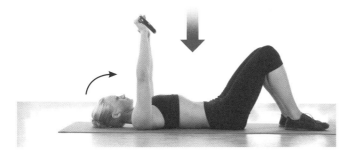

手杖項目

變化式 可以在棍子上加沙袋，以提高訓練強度。

側平舉

訓練部位：胸、肩膀

目標：改善身體活動範圍。

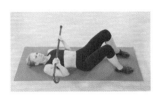

1 背部平躺、屈膝，雙腳放在地板。雙手打開與肩同寬、握住棍子。手肘放在身體兩側的地板，讓棍子位於胸部上方。

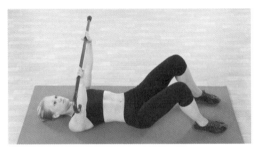

2 棍子往天花板的方向抬，直到手臂完全打直。

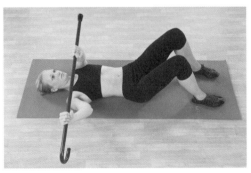

3 盡可能把雙臂伸直，讓肩胛骨往中間脊柱靠攏。在身體舒適的狀態下，讓棍子盡可能往右側倒，雙肩要維持貼地的狀態。

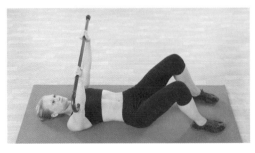

4 回到中間位置，「重置」肩胛骨（將兩邊的肩胛骨往中間靠，胸口輕輕地向上推）。換邊、重複相同步驟。

雙手後抬

訓練部位：胸、肩膀

目標：增加此區活動範圍。

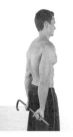

1 抬頭挺胸站立，雙手放在背後，打開與肩同寬握住棍子、手杖或是毛巾。

手杖項目

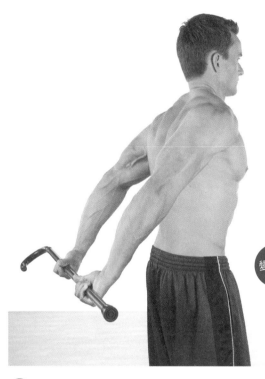

2 手臂伸直，抬離身體，動作的過程中要把肩胛骨往中間擠靠。在舒適的範圍內，停留一段時間。回到起始動作。

變化式

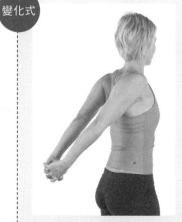

不使用輔助工具，雙手直接在背後互扣，練習此動作。

手杖伸展

訓練部位：肩膀

目標：提高活動範圍、加強肩部力量。

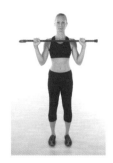

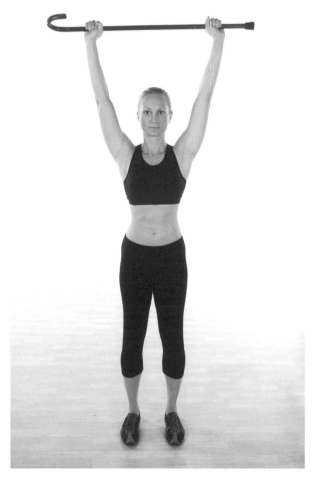

1 抬頭挺胸站立，雙腳打開與肩同寬，雙手在胸前握住棍子或手杖，與肩等高，掌心向前。

2 在舒適的範圍內，盡可能向天花板的方向推高棍子。注意不要聳肩來增加高度。如果伸直手臂會感到關節受力過大，可以以手肘彎曲的方式練習。再回到起始動作。

變化式 可以改成坐姿練習，或是在棍子上放沙袋增加練習強度。

後背提抬

訓練部位：三角肌

目標：提高內側活動度。

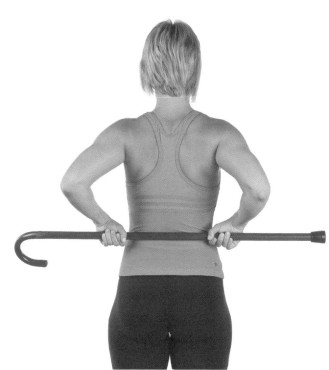

1 抬頭挺胸站立，雙腳打開與肩同寬，雙手在背後握住棍子或手杖，高度在臀部的位置。

手杖項目

2 雙手在背後握著棍子慢慢向上提，像在滾擀麵棍一樣。在動作的同時，想像肩胛骨的中間夾著一根鉛筆。回到起始動作。

TIPS 如果動作非常的僵直，要等到疼痛消失再做，或者是和醫生確認後再練習。

門牆項目

　　我們會使用到門、門框、桌子或是牆，來作為輔助工具以完成動作。

手指爬牆（前側）

訓練部位：肩膀

目標：提高屈曲的範圍。

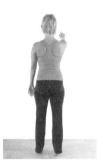

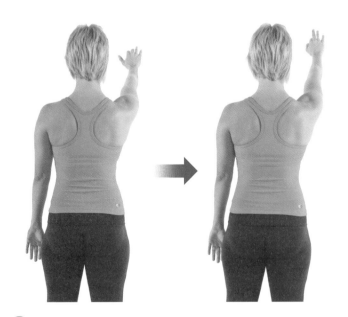

1 以一個手臂的距離面牆站立，患側指尖在肩部的高度碰觸牆壁。

2 手指慢慢地沿著牆面往上走，在舒服的程度下盡可能爬到最高。不要為了增加高度而聳肩或是讓身體扭曲。回到起始動作，換另一側重複練習。

手指爬牆（側面）

訓練部位：肩膀

目標：提高外展的活動範圍。

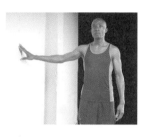

1 患側離牆面一個手臂的距離，抬起手臂、指尖在肩高處碰觸牆面。

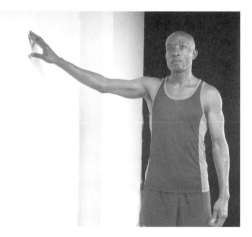

2 手指慢慢地沿著牆面往上走，在舒服的程度下盡可能爬到最高。不要為了增加高度而聳肩或是扭曲身體。回到起始動作，換另一側重複練習。

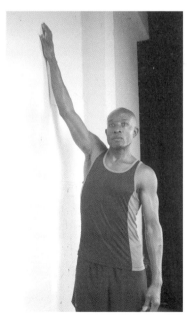

門牆項目

側面畫時鐘

訓練部位：肩膀

目標：提高屈曲與伸展的活動範圍。

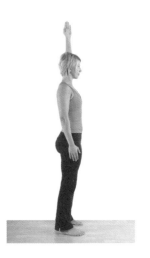

1 側站，手臂以十二點鐘的方向在牆上伸直。

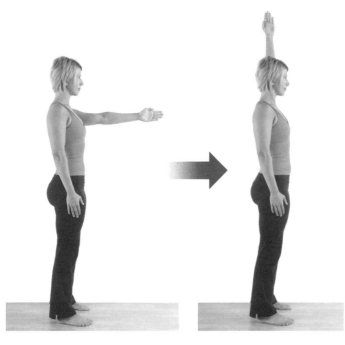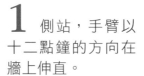

2 手慢慢地往下滑到三點鐘的位置。再回到頭頂十二點的位置。

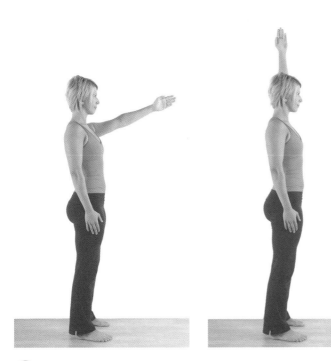

3 慢慢移到二點的位置，如果覺得困難，不用勉
強一定要到位。再回到起始動作。換邊練習。

牆上畫圈

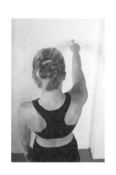

訓練部位：肩膀

目標：提高環動與旋轉的活動範圍。

1 以一個手臂的距離面牆站立，
患側食指碰觸牆面。

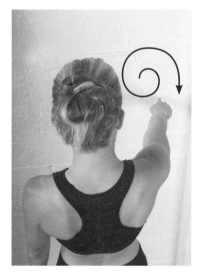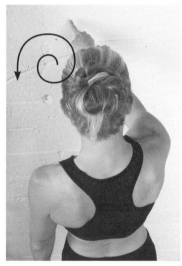

2 慢慢地以順時針的方向畫小圈，不會不適的話，可
以把圈畫大。再以逆時針，逐漸縮小畫圈的範圍。換邊
重複相同的練習步驟。

牆角伸展

訓練部位：胸、肩膀

目標：提高胸和肩膀的靈活度。

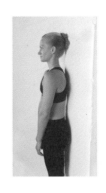

1 脊柱靠在牆邊，將注意力集中在頭和下背，保持自然呼吸。

2 讓肩胛骨包住牆的邊緣，這樣做的目的在於開胸，停留五到十秒。

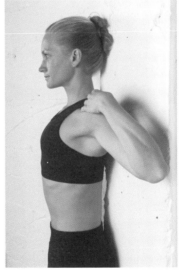

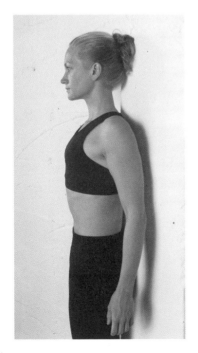

3 可以的話，兩手搭在肩上，上背的肌肉輕輕地向後拉伸，手肘也是往後拉，在這裡停留五到十秒。不舒服的話即可停止，不強迫進入動作。

門牆項目

擴胸伸展（利用廊道或門口）

訓練部位：胸、肩膀

目標：提高肩部靈活度。

起始動作：站在門框中間，雙手以舒適的高度放在門框的兩側。

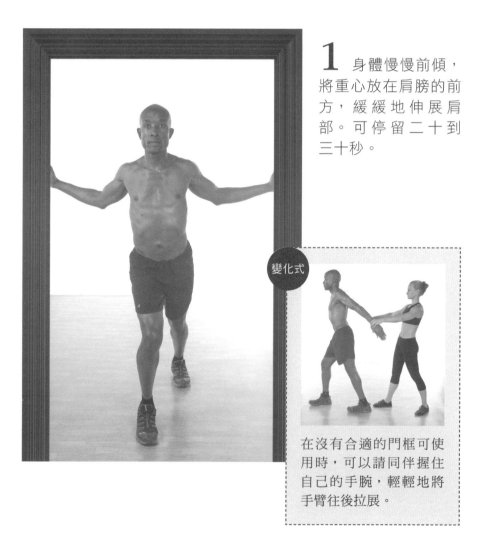

1 身體慢慢前傾，將重心放在肩膀的前方，緩緩地伸展肩部。可停留二十到三十秒。

變化式

在沒有合適的門框可使用時，可以請同伴握住自己的手腕，輕輕地將手臂往後拉展。

臂肘伸展

訓練部位：肩膀

目標：藉由開展胸和肩膀，來改善肩膀的功能性肌群。

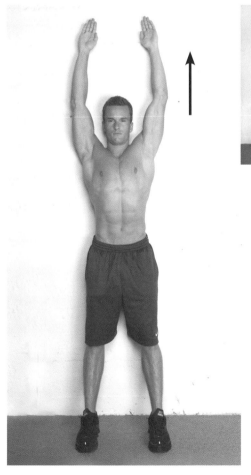

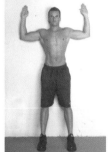

1 頭和後背貼牆站立，手臂彎成九十度，掌心朝前，手背貼牆，停留三到五秒。

門牆項目

2 手臂緩慢沿牆抬高，保持頭與後背貼牆。這個動作也許困難度很高，請依自己的身體狀況衡量。

手肘碰牆

訓練部位：胸大肌

目標：改善肩帶的靈活度。

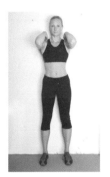

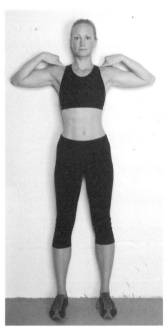

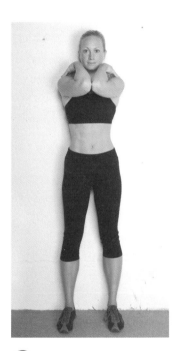

1 頭和背部靠牆站立，手肘朝前，雙手放在肩上。

2 打開手肘貼向牆面，不要為了增加活動範圍而聳肩，有沒有碰到牆不是練習的重點，這個項目旨在伸展胸和肩膀。整個過程保持動作輕柔和緩。

3 輕輕將手肘拉回胸前，直到雙肘碰在一起。回到起始動作。

雙手下壓

訓練部位：上背部

目標：增進上背部的力量。

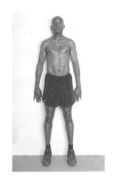

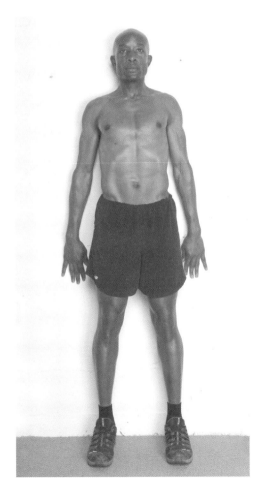

1 頭和背靠牆站立，手臂放在身體側邊，掌心貼牆。

2 掌心輕壓牆面，收緊肩胛骨之間的肌肉，不閉氣也不拱背。

門牆項目

牆上伸展

訓練部位：肩膀

目標：肩部的被動式伸展。

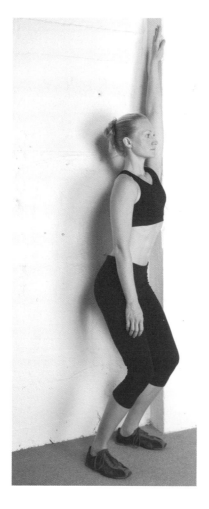
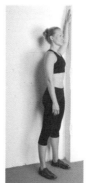

1 站在牆邊，沿著牆面伸展患側手臂。感受肩膀的拉伸，過程中放鬆、自然呼吸。

2 可以稍微屈膝、降低身體的高度來增加伸展的強度。

變化式 也可以換成門框來練習這個項目。

牆邊外旋

訓練部位：旋轉肌袖

目標：提高外旋的力量。

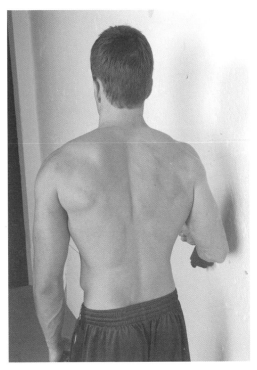

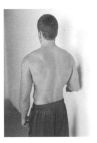

1 靠牆站立，患側手肘彎曲九十度、手背貼牆。可以在手臂和牆之間放一個小毛巾。

2 手背往牆面施力，停留三到五秒。這是一個細微的等長運動。

門牆項目

變化式 也可以改以門框來進行練習。

門邊內旋

訓練部位：旋轉肌袖

目標：提高內旋的力量。

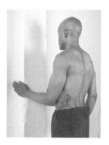

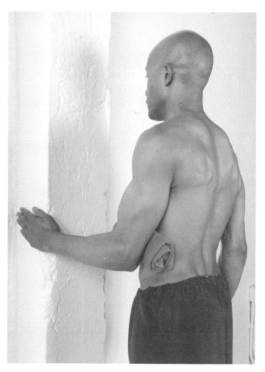

1 靠牆或是門框站立，患側手臂彎曲九十度，手肘靠在肋骨、手心貼牆。可以在手臂和牆之間放一個捲起的毛巾頭。

2 手心壓向門框，停留三到五秒。

牆上伏地挺身

訓練部位：上背

目標：提高肩帶的穩定性。

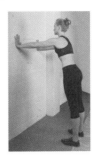

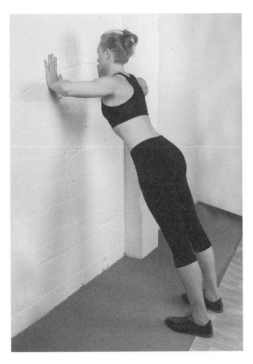

1 離牆約五十公分到一公尺的距離，雙手打開與肩同寬，提到胸口的高度，手心貼牆。

2 手肘彎曲，降低胸口壓向牆面，動作不用快，注意力放在將兩邊的肩胛骨往中間擠壓。慢慢回到起始動作。

門牆項目

變化式

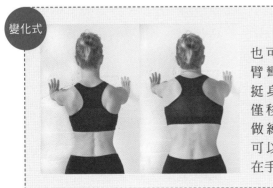

也可以改掉手臂彎曲、伏地挺身的步驟，僅移動肩胛骨做練習，這樣可以降低施加在手腕的壓力。

肩胛等長擠壓

訓練部位：上背

目標：提高肩帶的穩定性。

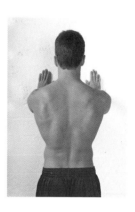

1 離 牆 約 半 公
尺 到 一 公 尺 的 距
離，雙手打開與肩
同寬，提到胸口的
高度，手心貼牆。

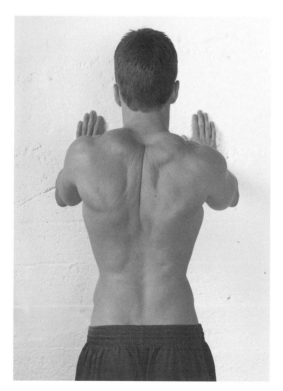

2 慢慢收緊肩胛中間的肌肉，停留
三到五秒。

等長前抬舉

訓練部位：肩膀

目標：改善肩部屈曲的力量。

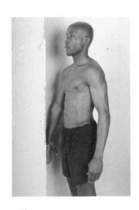

1 患側靠牆站立，手背貼牆。

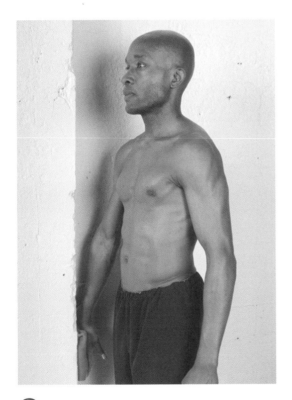

2 手臂完全打直，手背壓向牆面，停留三到五秒。給予足夠的張力來提升肌肉力量。換邊進行。

門牆項目

等長後抬舉

訓練部位：肩膀

目標：提高肩部伸展力量。

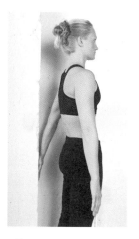

1 靠牆站立，患側手心貼牆。

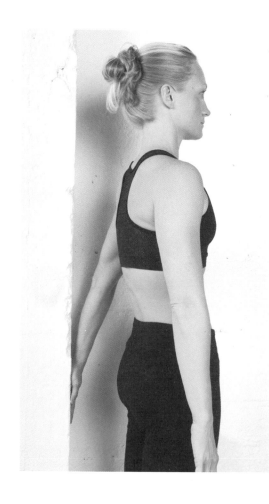

2 手心壓向牆面，停留三到五秒，給予足夠的張力來提升肌肉力量。換邊練習。

胸肌靜態伸展

訓練部位：胸

目標：提高肩部的伸展力量。

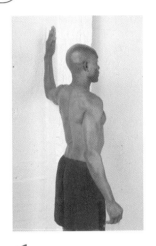

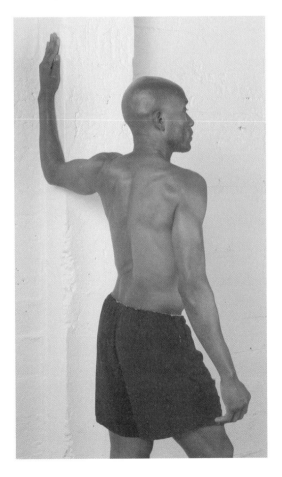

1 站在門框或是牆邊，手肘彎曲九十度，前臂和手心放在牆或門框上。

2 慢慢的往前跨一步，感受胸口的伸展。換邊練習。

主動關節活動項目

在這個進階系列中，每項動作都是以站姿進行。在練習中要同時注意活動的範圍與肩胛骨的穩定性。使用彈力帶的項目大多可以在游泳池進行，水中運動有兩個優勢，除了可以提高雙向阻力之外，也會比較難向下施加力量。在肌力提升之後，可以使用水上連指手套或是划手板來提高阻力。

┤ **天使式** ├

訓練部位：肩膀
目標：提高活動範圍與肌肉張力。

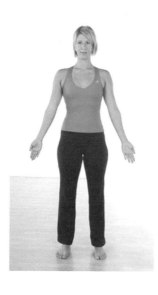

1 以正確姿勢站立，手臂放在身體兩側，掌心向前。

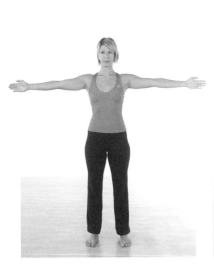
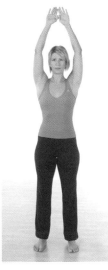

2 以鼻深吸氣，雙手慢慢向上舉起，在舒適範圍內盡可能舉高手臂。試著讓兩邊拇指在頭上方互碰。

3 以嘴吐氣的同時，慢慢放下手臂。依身體的需求，重複動作的次數。

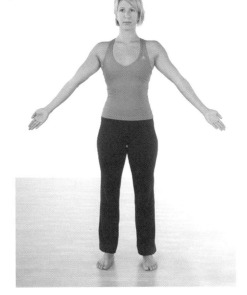

主動關節活動項目

| 變化式 | 可以單邊進行，完成後再換邊。 |

| 進階變化式 | 把後背和頭靠在牆上做這個動作。 |

杯子倒水式

訓練部位：三角肌、旋轉肌袖

目標：提高肩部靈活性。

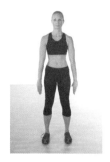

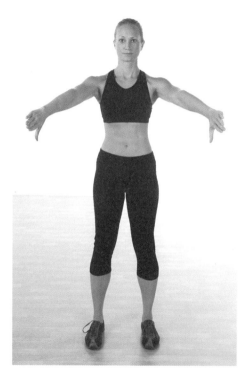

1 以正確姿勢站立，手臂放在身體兩側，掌心朝向後方。

2 以鼻深吸氣，兩邊手臂稍微往前抬，大約在四十五度的位置。保持手心向後，伸出大拇指並往下轉動。嘴巴吐氣的同時放下手臂。依身體的需求，重複動作的次數。

變化式

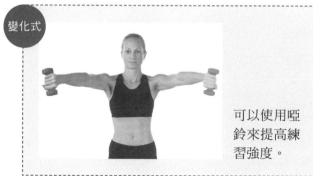

可以使用啞鈴來提高練習強度。

肩胛擠壓

訓練部位：上背穩定肌群

目標：增強上背肌群。

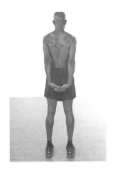

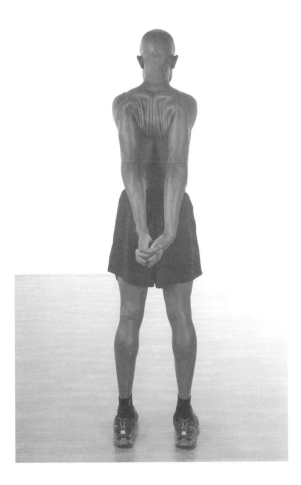

1　以正確姿勢站立，雙手在背後互扣。

2　做得到的話，就讓雙手掌心互碰，注意力放在收縮肩胛骨中間的肌肉。不拱腰背，也不要讓脖子和頭往前傾。停留三到五秒的時間。

主動關節活動項目

上背伸展

訓練部位：上背部

目標：伸展上背肌群

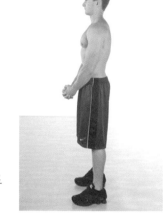

1 以正確姿勢站立，雙手
打直、在身體前互握。

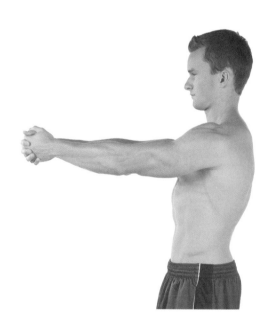

2 伸直手臂、慢慢舉
到肩膀的高度。

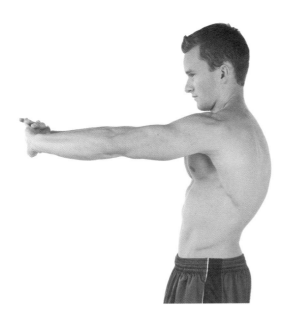

3 手心轉向前方，保持伸展的動作，停留五到十五秒。回到起始動作。

變化式

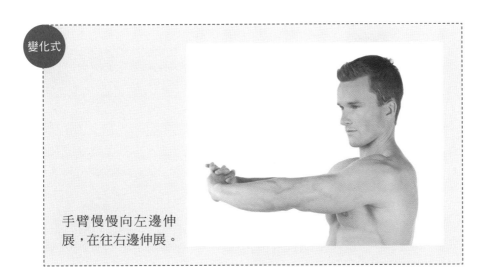

手臂慢慢向左邊伸展，在往右邊伸展。

波浪式

訓練部位：三角肌前束

目標：提高屈曲範圍。

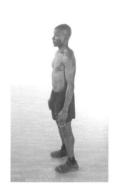

1 以正確姿勢站立，雙手自然垂放在身體兩側。

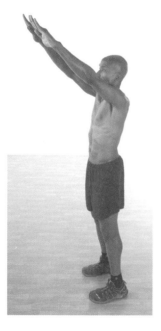

2 掌心向下、舉起手臂到舒適的高度。訓練的目的旨在讓這個部位獲得完整的活動範圍。

3 在到達所需的高度後，便慢慢放下手。

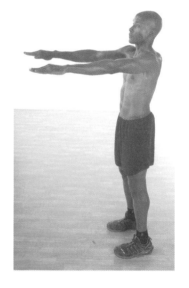

變化式

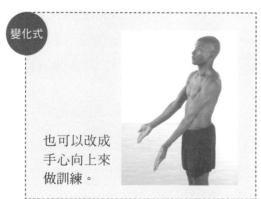

也可以改成手心向上來做訓練。

肩胛夾擠

訓練部位：肩部的穩定肌群

目標：改善身體的姿勢與肌力。

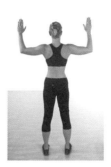

1 以正確姿勢站立，手臂抬到肩膀的高度，手肘彎成九十度，手指朝向天花板。

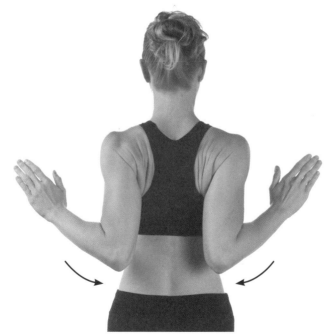

2 將手肘往臀部的方向壓低，像是要把它們放到褲子後面的回袋裡。自然呼吸不憋氣，停留五到十秒的時間。此項練習的目的在打開胸腔，收縮上背肌群、讓肩膀可以向後向下開展。

主動關節活動項目

劈材式

訓練部位：肩膀

目標：提高肩膀屈曲範圍，改善肩部的功能性動作。

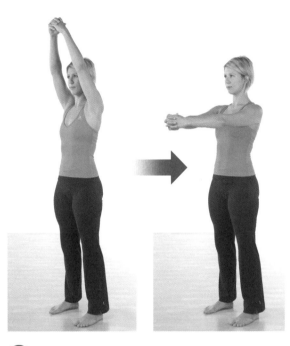

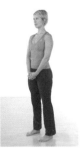

1 以正確姿勢
站立，雙手互握
放在身體前。

2 雙手打直向上
抬起，舉到你能夠
做到的最高範圍，
不拱背。手臂慢慢
降回起始位置。

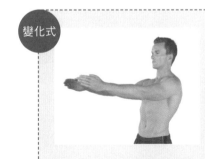

變化式

想要增加挑戰
難度的話，可
以打開雙手，
練習舉高和放
下的動作。

飛鷹式

訓練部位：肩胛骨與盂肱關節

目標：增加肩胛骨與盂肱關節的活動範圍與穩定性，並且能改善肩肱節律。

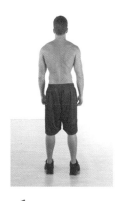 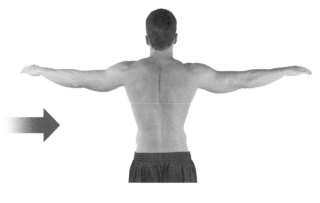

1 以正確姿勢站立。手臂慢慢舉到肩膀的高度，向兩側伸展。肩胛骨維持往下、向內的位置。

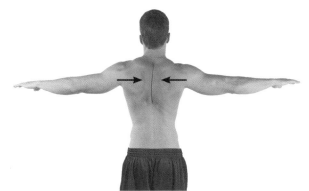

2 將兩邊的肩胛骨往中間擠靠。手臂再慢慢降回起始位置。

主動關節活動項目

求救式

訓練部位：肩胛骨與盂肱關節

目標：改善肩肱節律。

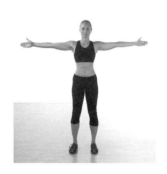

1 以正確姿勢站立，向兩側打開手臂，形成 T 字，掌心朝前。

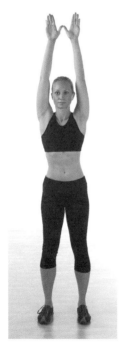

2 從 T 字開始動作，讓肩胛骨向下向內，進入「鎖住」的位置。盡可能的讓手臂舉到頭部上方，就像是溺水者發出求救信號的動作。

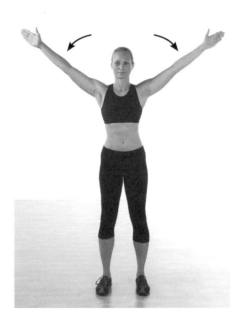

3 手臂降到 T 字，過程中要留意肩胛骨的位置。

降落式

訓練部位：肩膀

目標：增加屈曲的活動範圍。

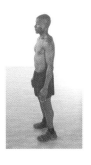

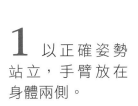

1 以正確姿勢站立，手臂放在身體兩側。

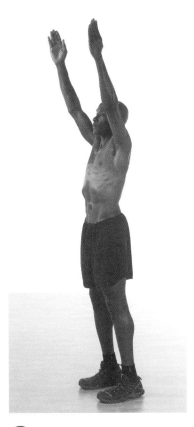

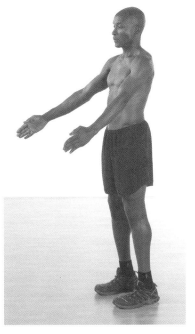

主動關節活動項目

2 手臂打直向上舉起，盡可能的舉高。

3 手臂慢慢下降。

> **變化式** 練習同樣的步驟，但是這一次把注意力放在肩膀，動作過程中保持肩胛向下向內。也許肩膀的靈活度會減少，但不妨礙練習的目的。

後推

訓練部位：肩後肌群

目標：改善肩帶的伸展度與肩後肌群的張力。

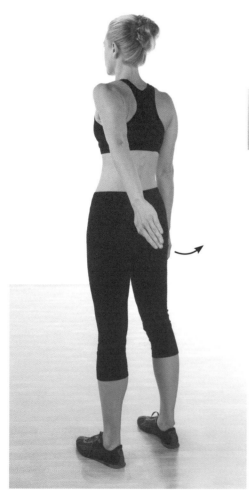

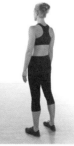

1 以正確姿勢站立，手臂放在身體兩側。

2 慢慢地將一邊的手臂往後伸展，盡可能地延伸，停留三到五秒的時間。若是感到疼痛，先停止練習。

3 慢慢地回到起始位置，換邊練習。比較患側與健側活動度的差異。

拉鍊式

訓練部位：肩部

目標：提高肩膀靈活度。

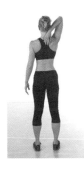

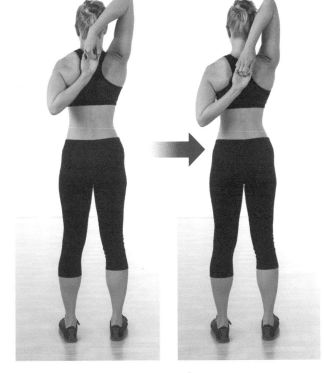

1 以正確姿勢
站立，右手臂高
舉過頭，手肘下
彎，放到頸後。

2 左手放到背
後，與右手手指
互握。

主動關節活動項目

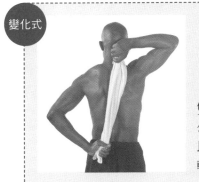

變化式

雙手無法互
勾的話，可
以握毛巾作
輔助。

3 左手輕輕地下拉
右手，在舒服的範圍
內，停留一段時間。
換邊，進行相同的步
驟作練習。

旋轉肌袖

訓練部位：三角肌、旋轉肌袖

目標：提高旋轉肌袖的力量

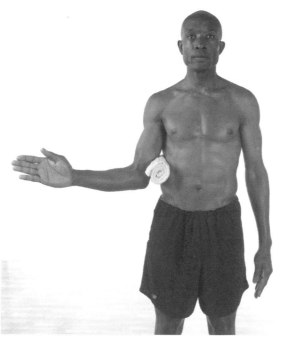

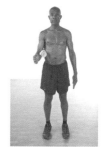

1 以正確姿勢站立，手臂放在身體兩側。右手肘彎曲，拇指向上。在手肘和身體中間夾著瑜伽磚或是捲起的毛巾。

2 手肘盡可能夾向身體，上手臂儘量與地板平行，向外打開。上手臂轉回身體。依身體的需求，重複動作的次數。

變化式

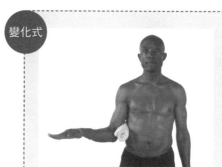

上手臂外展時，可以試著把手心往上或往下翻。

阻力訓練項目

　　本章節會使用彈力帶或是手持負重來提升肌力與肌肉張力。選擇彈力帶時，可以挑選相對輕鬆、彈性大為原則。彈力帶的顏色即是阻力等級，例如黃色的彈力最小、紅色中等，藍色或黑色的阻力最大。不過，不同的品牌的阻力值也是會有差異。我們的阻力訓練是以康復作為目標，應依照自己的肌力選擇，不用過度操練。

　　以正確的姿勢和操作方式練習是首要目標，在練習的過程中，必須是你能自主控制阻力，不要讓阻力控制你。動作可以慢，拉和收的速度必須一致。例如：往上拉數三拍，放回來時也是數三拍，這樣做可以預防二次傷害。

　　使用彈力帶，手握的位置和方式也至關重大。可以在五金行購買塑膠管子，再結合彈力帶，便是一個順手好用的把手。有了塑膠管和彈力帶之後，你可以依右圖的方式自行製作把手。

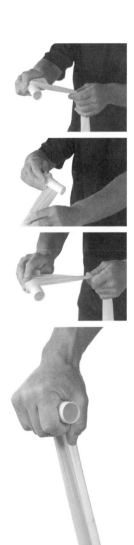

前舉

訓練部位：三角肌

目標：提高肩膀屈曲的力量。

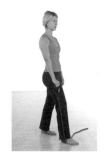

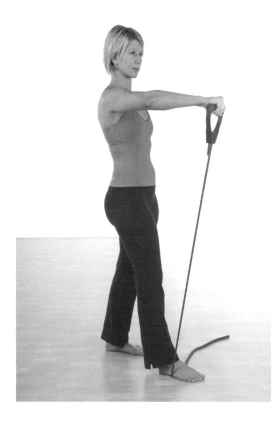

1 以正確姿勢站立，患側的腳踩著彈力帶，同邊的手握著彈力帶的另一端。調整彈力帶的長短便能改變阻力的大小。阻力設定在要舉起手的位置，手打直但不鎖死。

2 慢慢的把直臂舉到與肩同高，沒有不適的話，可以一直向上舉。感到不適時，便降低手臂，回到起始位置。換邊重複相同的步驟訓練。

變化式 也可以改用啞鈴來進行此項訓練（詳見 184 頁）

側舉

訓練部位：三角肌中束

目標：提高肩膀外展力量。

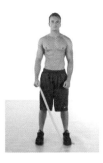

1 以正確姿勢站立，彈力帶的一端踩在患側腳下，患側手握彈力帶，掌心向下。

2 手臂往側身緩慢抬起，抬到肩膀的高度。若是感到不舒服，可以移動手臂的位置，盡可能找到舒適的角度。仍舊感到不適的話則暫停練習。

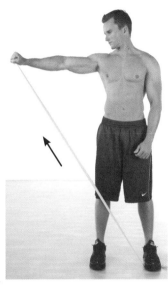

3 慢慢回到起始位置。換邊重複相同的步驟訓練。

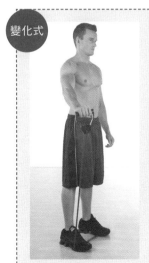

變化式

若是無法側舉手臂，可以把手臂移到身前四十五度的位置練習。這個訓練也可改用啞鈴。

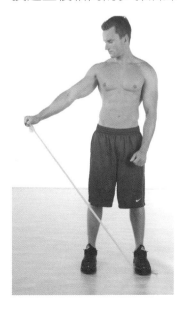

阻力訓練項目

肩膀後展

訓練部位：三角肌前束

目標：提高肩部伸展的力量。

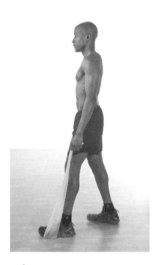

1 以正確姿勢站立，彈力帶的一端踩在患側腳下，患側手握彈力帶，大拇指朝向前方。

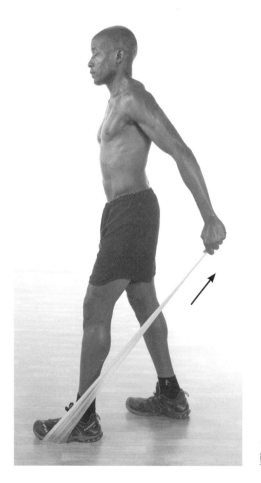

2 手臂打直、慢慢向後拉動彈力帶。

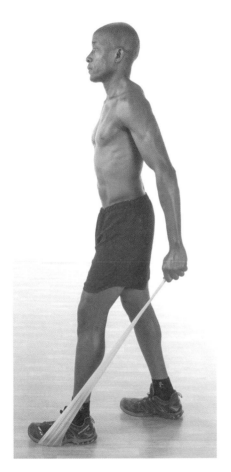

3 回到起始位置。換邊重複相同的步驟訓練。

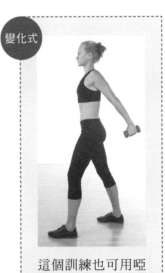

變化式

這個訓練也可用啞鈴來完成。

彈力帶 T 字伸展

訓練部位：肩膀

目標：加強肩胛後部肌肉，改善姿勢、提高身體穩定性。

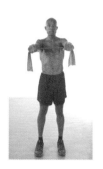

1 以正確姿勢站立，雙手打開與肩同寬，掌心向下握住彈力帶的兩端。彈力帶不要纏在手上，手臂打直，抬到肩膀的高度。

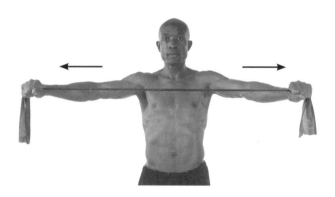

2 雙手慢慢向兩側打開，注意力放在將兩側肩胛往中間擠壓的肌肉。

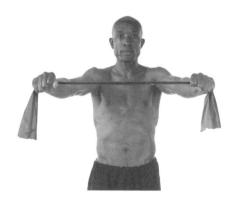

3 回到起始位置。

劍客式

訓練部位：三角度後束

目標：增強肩膀上部與後背的肌力。

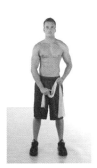

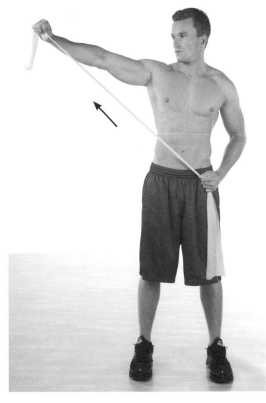

1 以正確姿勢站立，健側的手握住彈力帶、靠在髂骨的位置。患側的手握住的彈力帶能提供中等阻力的位置。

2 健側的手維持不動，用患側拉彈力帶，橫過身體往斜上方伸展，就像是把劍拔出劍鞘的樣子。

3 慢慢地回到起始位置，換邊重複相同的步驟訓練。

托盤式

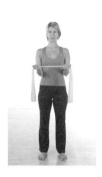

訓練部位：旋轉肌袖

目標：提高旋轉肌袖的力量。

1 以正確姿勢站立，雙手掌上向上握住彈力帶，手肘彎曲九十度，靠在身體兩邊的肋骨。

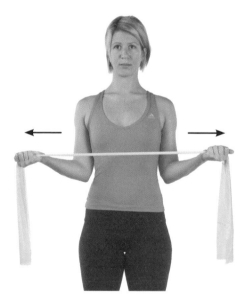

2 保持手肘靠在肋骨的位置，雙手慢慢將彈力帶往兩邊拉，讓肩胛骨擠在一起，停留三到五秒的時間。回到起始位置。

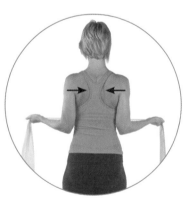

變化式 如果感到不適，可以改以 173 頁的「彈力帶外旋」或是 143 頁的「牆邊外旋」來作為替代訓練。

彈力帶外旋

訓練部位：旋轉肌袖

目標：提高外旋的力量。

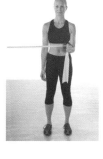

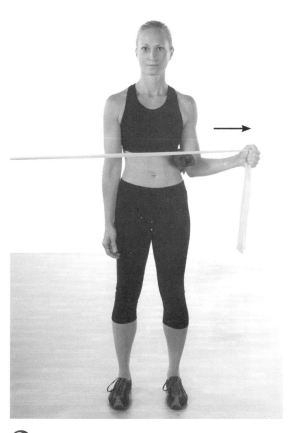

1 以正確姿勢站立，彈力帶固定在穩固的物體上，像是門把或是沉重的桌腳，要確保彈力帶不會鬆動。患側的手拉住彈力帶，手肘彎成九十度，靠在肋骨旁邊。要以正確的姿勢抓握彈力帶，才能避免手腕疼痛。也可以在手肘和身體中間夾放毛巾捲或是小抱枕。

2 保持手肘貼在肋骨旁，將彈力帶拉離門把。慢慢地回到起始位置，換邊重複相同的步驟作訓練。

 變化式 若是感到不適，可以改以 144 頁的「門邊內旋」來作為替代訓練。也可以請同伴幫你握住彈力帶，一起進行這個訓練。

阻力訓練項目

彈力帶內旋

訓練部位：旋轉肌袖

目標：提高內旋的力量。

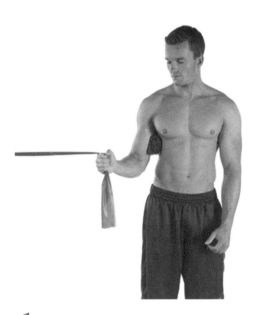

1 以正確姿勢站立，彈力帶固定在穩固的物體上，像是門把或是沉重的桌腳，要確保彈力帶不會鬆動。患側的手拉住彈力帶，手肘彎成九十度，靠在肋骨旁邊。要以正確的姿勢抓握彈力帶，才不會造成手腕疼痛。也可以在手肘和身體中間夾放毛巾捲或是小抱枕。

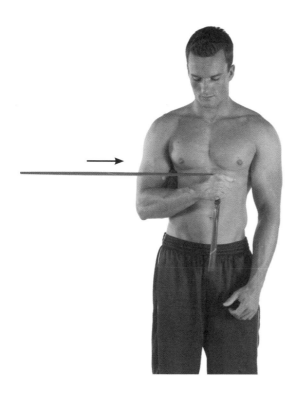

2 手肘持續貼在肋骨旁，慢慢地往身體內側將彈力帶拉離門把，像是要把手心放在肚臍上方。

3 慢慢地回到起始位置，換邊重複相同的步驟訓練。

變化式

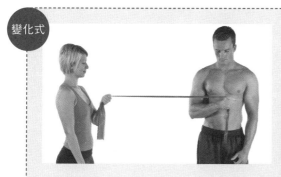

若是感到不適，可以改以144頁的「門邊內旋」來做為替代訓練。也可以請同伴幫你握住彈力帶，一起進行這個訓練。

阻力訓練項目

坐姿划船

訓練部位：上背穩定肌群

目標：提高上背肌力。

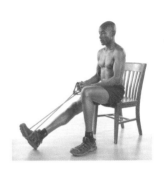

1 坐在椅子、腰背打直。患側的腳踩在彈力帶上，雙手握住把手，腳伸直，調整手握彈力帶的位置以提供足夠的阻力。

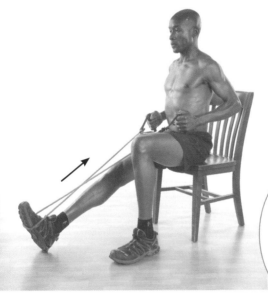

2 慢慢將彈力帶拉向身體，過程中要將肩胛骨往中間擠靠，並且讓手肘往後移動。慢慢回到起始位置。

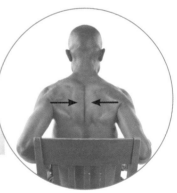

下拉

訓練部位：背闊肌

目標：增強兩側肩胛骨中間的肌力。

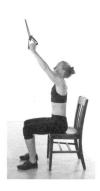

1 彈力帶固定在門上方或是一個高處的固定物。坐在椅子上、腰背打直。抬起雙手各抓住一個握把，握把設定在能提供中等阻力的位置。手臂和門呈四十五度。

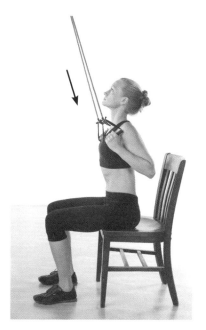

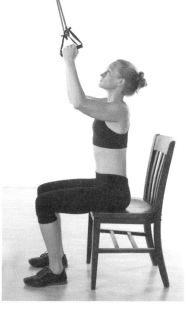

2 雙手往胸口的位置慢慢下拉，過程中要將兩側肩胛往中間擠靠。

3 回到起始位置，過程中肩胛都要維持在往中間擠靠的位置，只有手臂做來回動作。

彈力帶胸推

訓練部位：胸、肩

目標：提高肩膀穩定性。

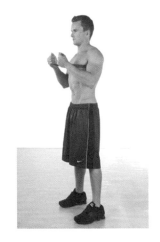

1 以正確姿勢站立，把彈力帶繞過後背，雙手在胸口的高度，握住彈力帶，調整手握的地方以提供足夠的彈力訓練。

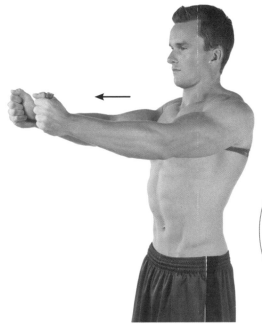

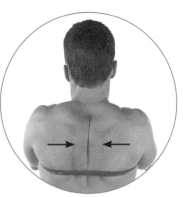

2 雙手向前、完全打直伸展，過程中肩胛骨持續向後以保持穩定。

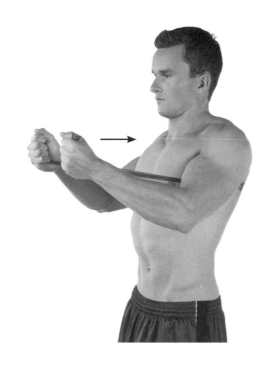

3 要以穩定的速度讓
手臂回到起始位置，彈
力帶才不會彈到自己。

變化式　這個訓練也可以改坐姿完成。

彈力帶肩推

訓練部位：三角肌

目標：提高肩膀穩定度。

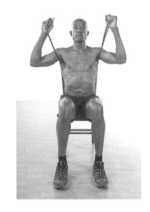

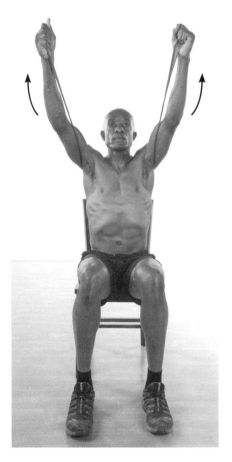

1 坐在椅子、腰背打直。把彈力帶壓在腋下繞過後背，雙手握住彈力帶，調整手握的地方以提供足夠的彈力訓練。

2 手臂完全打直向上抬，肩胛骨往中間擠靠。向上運動的幅度取決於身體的柔軟度和耐痛度，不用勉強自己一定要完全伸直手臂。練習的時候，想像自己正在把行李放到頭上方的艙內，所以手臂稍微往前是可以的。

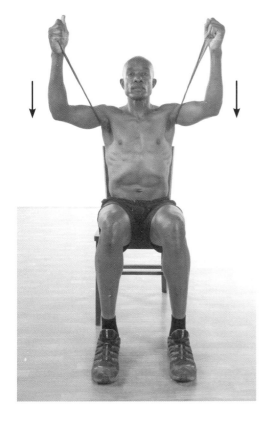

3 手臂回到起始位置時
要控制速度，不要讓彈力帶
回彈。

彈力帶 Y 字伸展

訓練部位：上胸

目標：提高肩帶的力量。

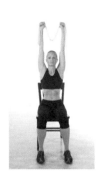

1 坐在椅子上、腰背打直。雙手打開與肩同寬，握住彈力帶的兩端，手臂盡可能高舉過頭，維持在舒適的範圍內。

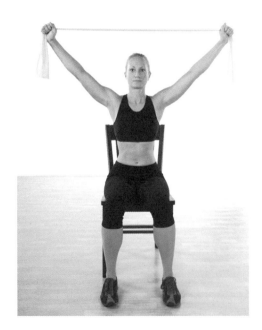

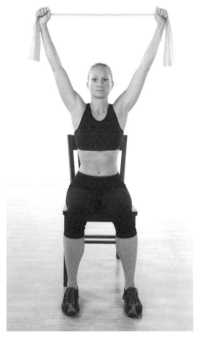

2 正視前方，肩胛往中間靠，雙手慢慢拉開彈力帶，形成一個 Y 字。慢慢回到起始位置。

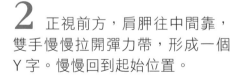

捲彈力帶

訓練部位：肩膀

目標：改善肩關節的旋轉。

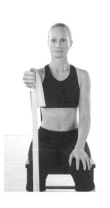

1 坐在椅子上、腰背打直。一手握住彈力帶的尾端，大拇指向上、手臂向前伸直，抬到與肩等高的位置。

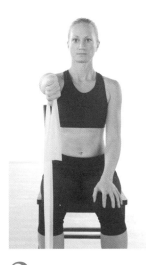
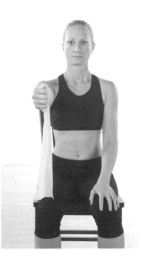
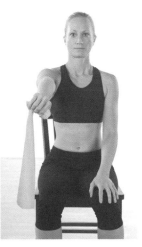

2 手上下旋轉，將彈力帶捲到手腕上。全部捲上來之後，換邊作訓練。

阻力訓練項目

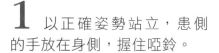

啞鈴前舉

訓練部位：三角度前束

目標：增強三角肌的力量。

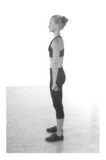

1 以正確姿勢站立，患側的手放在身側，握住啞鈴。

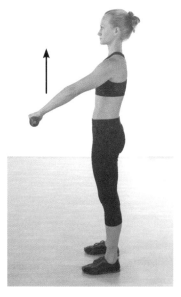

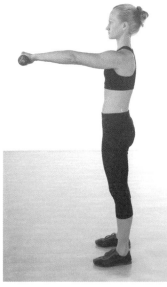

2 掌心向下，手臂慢慢向前抬起，高度維持在不會產生疼痛的位置。再慢慢回到起始位置。換邊，重複相同的步驟訓練。

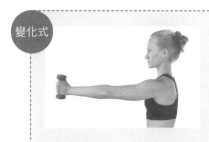

變化式

可以換成大拇指向上來進行這項訓練。

啞鈴肩後展

訓練部位：三角肌後束

目標：提高三角肌後束的力量。

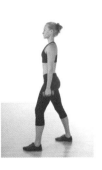

1 以正確姿勢站立，患側手握啞鈴。雙腳可以前後交錯站立以增加平衡。掌心可以朝前或是向後，依自己舒服的位置選擇。

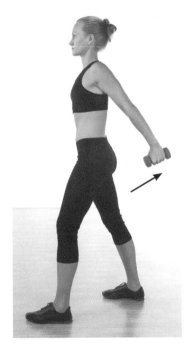

2 手臂打直，慢慢向後移動，到達不會產生疼痛的位置即可。

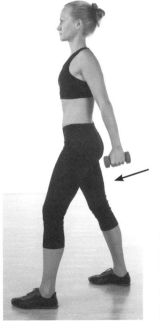

3 手臂慢慢回到起始位置。換邊重複相同的步驟作練習。

變化式 可以俯臥在斜凳上做此項練習。

阻力訓練項目

啞鈴杯子倒水

訓練部位：肩膀穩定肌群

目標：增進肩帶的穩定度。

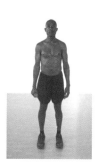

1　以正確姿勢站立，
患側手握啞鈴。

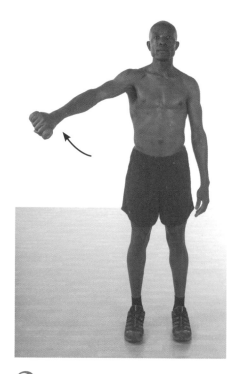

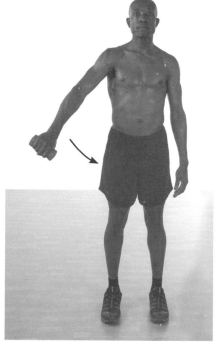

2　拇指向下轉動，像是手
拿杯子倒水。手臂向外側
四十五度慢慢舉起，大拇指維
持向下，手臂不要往前移動。

3　慢慢向下移動，在不產
生疼痛的範圍內做訓練。

俯臥飛鳥

訓練部位：肩部穩定肌群

目標：提高上背肌力。

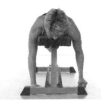

1 俯臥在長凳或是床上，患側靠凳邊，讓手臂懸空握住啞鈴。

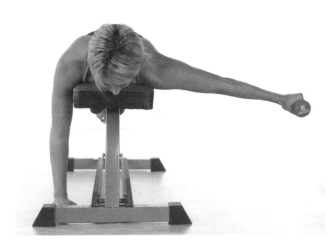

2 慢慢舉起手臂到與地板平行的位置。

3 速度保持穩定回到起始位置。

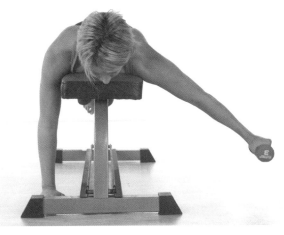

阻力訓練項目

啞鈴推舉

訓練部位：胸部

目標：提高肩帶控制的力量。

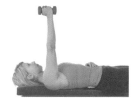

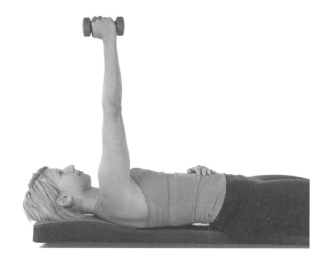

1 仰臥在地板或是長凳上。患側手握啞鈴，舉到胸口或肩膀上方，手臂維持打直的狀態。

2 手臂保持伸直，向上抬起啞鈴，像是要將啞鈴觸碰天花板。

3 兩側肩胛向中間用力，回到起始位置。這個訓練的移動範圍很小，如果肩部動得太多，那很有可能姿勢有錯誤。

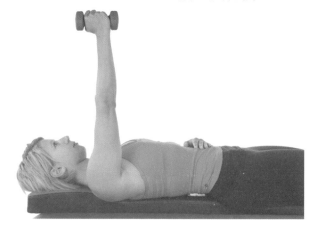

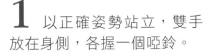

啞鈴聳肩

訓練部位：斜方肌

目標：提高肩帶的力量。

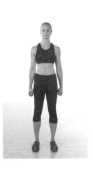

1 以正確姿勢站立，雙手放在身側，各握一個啞鈴。

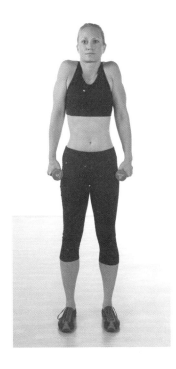

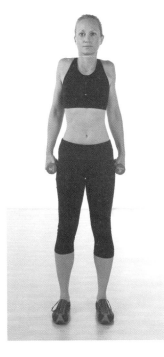

2 肩膀向上聳，然後往後轉動，讓肩胛骨往中間擠壓，像是用肩膀畫一個四方的盒子。肩膀慢慢向下，回到起始位置。

阻力訓練項目

啞鈴懸抬擠壓

訓練部位：上背

目標：提高上背部的力量、牽引和穩定性。

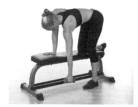

1 右膝和右手放在長凳上，左手握一個輕量啞鈴，讓啞鈴的重量往下拉動手臂。拉動的力量輕緩，無需使用大重量啞鈴。

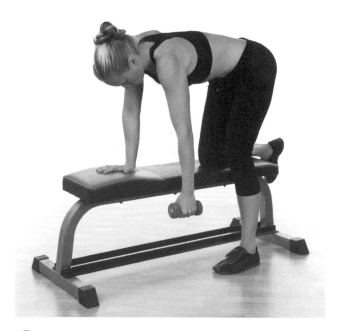

2 手臂打直，輕輕的向上、向後擠壓肩胛以抬起啞鈴，停留三到五秒。慢慢放下啞鈴。

俯臥交通指揮

訓練部位：旋轉肌袖

目標：提高旋轉肌袖的力量。

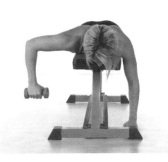

1 俯臥在床上或是長凳上。患側手臂懸在凳邊，手握啞鈴，手肘彎成九十度。

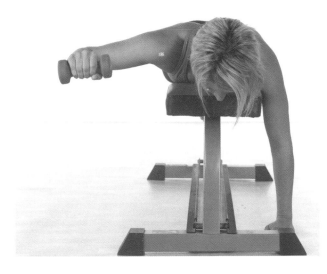

2 上手臂維持不動，手慢慢地往天花板的方向抬，停在肩膀的高度。可能會有許多人做不來這個動作，或是活動範圍受限。如果感到不適，可以跳過這個項目。

3 放低手臂，回到起始位置。

變化式

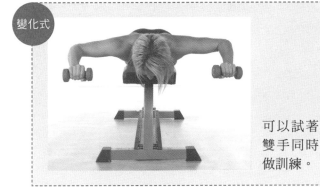

可以試著雙手同時做訓練。

阻力訓練項目

自我按摩

　　輕柔按壓肩關節，可以作為運動前、治療前的暖身，也可以作為運動後的伸展。按摩可以減少軟組織沾黏、提高活動範圍和靈活度，還能減少肌肉痠痛。肌肉溫暖時是自我按摩的最佳時機，我們可以使用標準網球或是市售的滾筒，很多地方都有販售，可以至運動用品店、醫療器材專賣店或是瑜伽用品店等都能買得到。

網球按摩法一

按摩部位：上背、肩膀

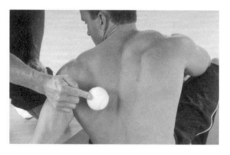
躺在網球上，讓網球在不舒服的點上來回滾動，可以釋放身體的不適感。

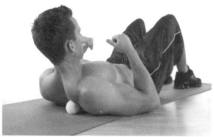
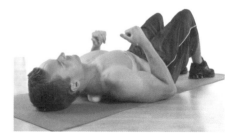

網球按摩法二

按摩部位：上背、肩

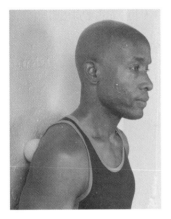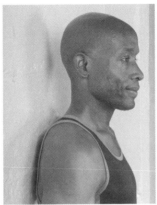

把網球放在後背
和牆中間，來回
滾動按壓。

網球按摩法三

按摩部位：背闊肌

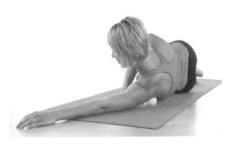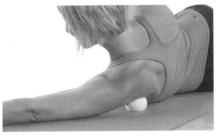

側躺，把網球壓在腋下，來回滾動按摩背闊肌。

自
我
按
摩

網球按摩四

按摩部位：胸、肩

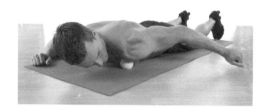

俯臥，網球放在胸肩不舒服
的點上，來回滾動按壓。

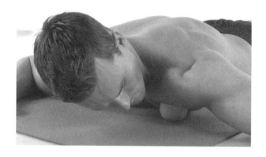

網球按摩五

按摩部位：胸、肩

把網球放在牆和胸口肩膀的
中間，來回滾動按摩。

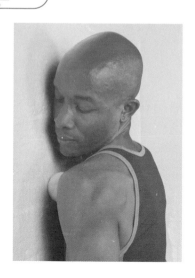

網球按摩六

按摩部位：上背

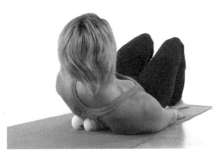

用膠帶將兩個網球黏在一起，像是一對金魚眼。躺在地板上，把網球放在肩胛骨的中間，來回滾動按壓。

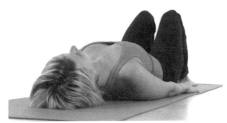

網球按摩七

按摩部位：上背

把網球放在襪子的好處是可以按到背部不易按到的點。將一個或兩個網球裝入襪中，手肘向後彎，讓襪子懸在背後，靠牆滾動按壓以緩解不適的點。

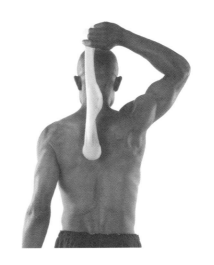

自我按摩

背部滾輪按摩

按摩部位：背部

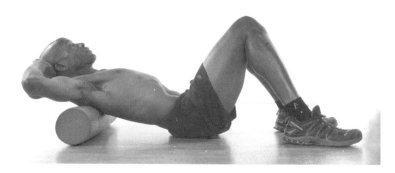

1 坐在地板，上背仰躺在滾輪，雙手放在腦後。

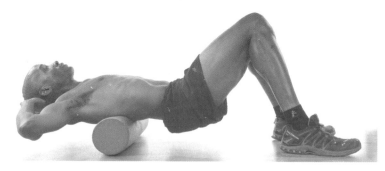

2 前後滾動，按壓不適的地方。

側身滾輪按摩

按摩部位：背闊肌

1 側身躺在滾輪上，讓滾輪
壓在腋窩處。

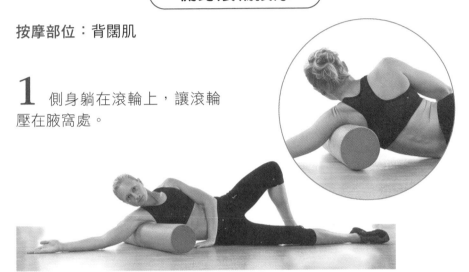

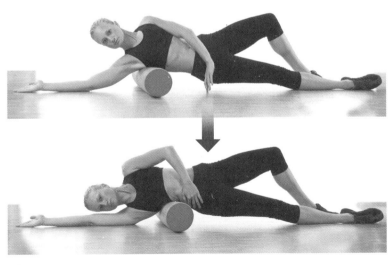

2 前後滾動，按壓不舒服的點。

自
我
按
摩

冰療

　　水杯盛水放在冷凍庫中，結凍後就是很棒的冰療工具。可以把握訓練後做冰療，這是冰療的最佳時機。

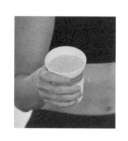

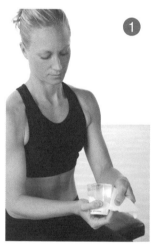

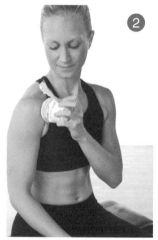

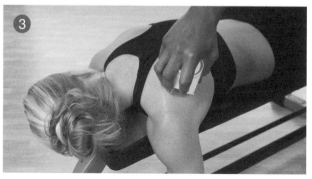

1　需要的話，可以將紙杯撕掉一圈，露出冰塊以方便冰敷。

2　冰塊放在痛處，來回滑動，不要一直停留在固定的點上。

3　可請同伴幫忙，將冰塊放在自己不易放到的地方。

致謝

　　和專業團隊合作是一項非常快樂的事，沒有團隊的專業技能與知識，這本書就無法問世。我衷心感謝周莉莉（Lily Chou）、魯柏·維德（Rupa Ved）和克萊兒·莊（Claire Chun），謝謝你們為此書的付出，你們精益求精、深入淺出的能力無與倫比。

　　感謝山謬·哈維（Samuel Harvell）、史考特·馬里森（Scott Mathison）、瑪瑞德絲·米勒（Meredith Miller）與柏納德·歐特班（Bernadett Otterbein）的耐心協助。感謝奧斯汀·福博德（Austin Forbord）和他的攝影團隊（Rapt Productions），準確地補捉到動作的精髓。也感謝策劃編輯凱思·瑞格（Keith Reigert）的好眼力。最後，我要謝謝吉柏特醫生（Dr. Fiona Gilbert）和我的兒子克里斯（Chris Knopf.）為本書校訂。

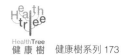

HealthTree
健 康 樹　健康樹系列 173

給肩痛者的全方位修復指南
Healthy Shoulder Handbook

作　　　　者	卡爾・克諾夫（Karl Knopf）
譯　　　　者	賴孟怡
封 面 設 計	張天薪
版 型 設 計	theBAND・變設計－Ada
內 文 排 版	許貴華
行 銷 企 劃	蔡雨庭
出版一部總編輯	紀欣怡

出　版　者	采實文化事業股份有限公司
業 務 發 行	張世明・林踏欣・林坤蓉・王貞玉
國 際 版 權	鄒欣穎・施維真
印 務 採 購	曾玉霞
會 計 行 政	李韶婉・簡佩鈺
法 律 顧 問	第一國際法律事務所　余淑杏律師
電 子 信 箱	acme@acmebook.com.tw
采 實 官 網	www.acmebook.com.tw
采 實 臉 書	www.facebook.com/acmebook01

I　S　B　N	978-986-507-958-1
定　　　價	420元
初 版 一 刷	2022年10月
劃 撥 帳 號	50148859
劃 撥 戶 名	采實文化事業股份有限公司
	104台北市中山區南京東路二段95號9樓
	電話：(02)2511-9798　傳真：(02)2571-3298

國家圖書館出版品預行編目資料

給肩痛者的全方位修復指南 / 卡爾 . 克諾夫 (Karl Knopf) 著 ; 賴孟怡譯 . -- 初版 . -- 臺北市 : 采實文化事業股份有限公司 , 2022.10

208 面 ; 17×23 公分 . -- (健康樹 ; 173)

譯自 : Healthy shoulder handbook : 100 exercises for treating and preventing frozen shoulder, rotator cuff and other common injuries.

ISBN 978-986-507-958-1(平裝)

1.CST: 肩部 2.CST: 健康法

416.613　　　　　　　　　　　　　　　　　　111012061

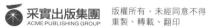